VADE-MECUM MÉDICAL

DE

L'OFFICIER EN CAMPAGNE

(Premiers soins à donner aux blessés et aux malades en attendant l'arrivée du médecin)

PAR LES DOCTEURS

J.-J. MATIGNON

Médecin-major
Régiment des Sapeurs-Pompiers

H. VENNAT

Médecin aide-major
10e Régiment de Hussards

I0005653

A. STORCK & Cie, Imprimeurs-Editeurs, LYON
PARIS, 16, Rue de Condé, près l'Odéon

—

1904

DES PLAIES

ET DE LEUR PANSEMENT

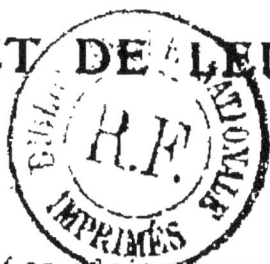

R.F.

Les plaies peuvent être dangereuses pour deux raisons :

1° Elles intéressent un organe important, tel que le cœur, le poumon, l'œil, ou un gros vaisseau ;

2° Elles ouvrent une porte d'entrée aux nombreux germes qui nous entourent, ne demandant qu'à pénétrer nos tissus, et par leur pullulation créer une affection plus grave que la plaie elle-même : abcès, érysipèle, tétanos, etc.

Donc il y a avantage à mettre le plus tôt possible une plaie à l'abri de l'infection. C'est la seule chose à faire en attendant le médecin.

En principe, en campagne, à moins que la plaie ne paraisse très souillée, c'est-à-dire garnie de terre, de poussière, de fumier, s'abstenir de la nettoyer. L'officier le mieux intentionné, s'il ne connaît pas les minutieux principes de l'antisepsie et de l'asepsie, en essayant de nettoyer une plaie, risque de l'infecter davantage.

Inutile de tenter de détruire les germes qu'elle peut déjà renfermer ; se contenter de la protéger par un bon pansement contre ceux qui pourraient encore pénétrer dans ses anfractuosités.

Objets de pansement.

Que faut-il avoir comme objets de pansement ? Uniquement des objets de première nécessité : de la gaze, de l'ouate hydrophile, de l'ouate ordinaire, des bandes, des épingles et de la toile imperméable.

Comme médicaments : 10 grammes de permanganate de potasse, 100 grammes d'acide borique et 20 grammes de poudre d'iodoforme dans des flacons.

Nous conseillons de préparer à l'avance certaines pièces de pansement :

La gaze peut être coupée en petits carrés de six à sept centimètres de côté ; cinq de ces carrés seront pris dans un morceau de gaze de même largeur mais de longueur double, replié sur lui-même, comme une couverture de cahier. On obtient ainsi une *compresse de gaze* ; les compresses sont réunies par groupe de dix en paquet, bien enveloppées de papier ; cinq paquets feront cinquante compresses, quantité très suffisante.

L'*ouate hydrophile* sera coupée en carrés de même dimension que la gaze, d'un demi-centimètre d'épaisseur ; chaque carré sera placé dans une couverture de gaze comme les compresses précitées. On fera des paquets de vingt *compresses d'ouate*. Les paquets seront très énergiquement serrés pour en restreindre le volume, et, grâce à la gaze interposée entre chaque carré, on pourra facilement enlever l'un d'eux sans qu'il ait contracté des adhérences avec les compresses sous-jacentes. Cinq paquets de compresses seront suffisants.

L'ouate ordinaire pourra être également coupée en compresses de dix centimètres de côté et un grand nombre de ces compresses pourront être emportées.

L'eau bouillie est un médicament excellent pour laver une plaie, pour faire des pansements humides. *Le permanganate de potasse nous paraît être le médicament le plus utile à avoir :* une pincée sur la pointe d'un couteau jetée dans un litre d'eau détruit rapidement les germes, et cette eau peut être utilisée pour imbiber des pièces de pansement. *Il faut employer très peu de permanganate : la solution, pour être bonne, doit être d'une couleur violacée très légère.*

Le *sublimé* et l'*acide phénique* sont plus encombrants, car il faut les avoir en solution ; ils sont en outre *très toxiques*. Leur pouvoir antiseptique n'est pas des plus efficaces et on a surtout la fâcheuse tendance de les employer à trop forte dose : le remède est alors pire que le mal qu'il est destiné à combattre.

Le permanganate peut être *très avantageu-*
sement remplacé par le vulgaire *sel de cui-*
sine. Une pincée dans un verre d'eau bouillie.

L'*acide borique* est utile. L'*iodoforme* est
une poudre jaune à odeur très caractéristique qui sera utilisée pour saupoudrer les
plaies.

Qualités d'un pansement.

Il doit : 1° bien protéger la plaie ; 2° absorber les suintements ; 3° contenir le moins
de germes possibles (pas du tout serait l'i-
déal) ; 4° être à la fois compressif, élasti-
que et supporté sans douleur.

Nature du pansement.

Un pansement est *sec* ou *humide*.

1° *Sec*. — Les pièces de pansement, non
imbibées de liquide, sont appliquées sur la
plaie au préalable saupoudrée d'iodoforme. Recommandé pour les plaies superficielles, non anfractueuses.

2° *Humide*. — Les pièces de pansement
sont trempées dans une *solution antisepti-*
que faible pour qu'elle ne soit pas irritante
pour la peau.

Le pansement humide comporte en outre
l'emploi d'un morceau de *toile imperméa-*
ble, qui, en s'opposant à l'évaporation du
liquide, maintient la plaie dans un état de

moiteur constante et produit une sorte de bain local antiseptique.

A défaut de toile imperméable, on pourrait employer une *feuille de choux, de vigne, de laitue*, préalablement passée à la flamme, une *feuille de papier* pliée en quatre ou cinq épaisseurs.

Nota. — L'imperméable doit déborder les pièces de pansement.

Application du pansement.

Tout d'abord se savonner soigneusement les mains, puis les passer dans un liquide antiseptique.

Pansement sec. — Saupoudrer d'iodoforme la plaie, appliquer une ou deux compresses de gaze, suivant l'importance de la plaie; placer par-dessus deux ou trois compresses d'ouate hydrophile ; recouvrir le tout d'un bon matelas d'ouate ordinaire.

Serrer modérément avec une bande dont les tours doivent commencer à deux largeurs de bande au-dessous des pièces du pansement, pour finir à deux largeurs au-dessus. Assujettir avec deux épingles.

Pansement humide. — Tremper la gaze et l'ouate dans la solution antiseptique faible, exprimer l'excès de liquide. Appliquer comme plus haut gaze et ouate hydrophile, placer sur celles-ci l'imperméable. Recouvrir d'ouate ordinaire, rouler et fixer la bande comme ci-dessus.

LÉSIONS

DES

RÉGIONS ET DES ORGANES

VAISSEAUX SANGUINS

Ce sont les *artères*, les *veines*, les *capillaires*.

Les artères et les veines sont, suivant leur calibre, partagées en grosses, moyennes et petites.

Les seules lésions à considérer sont les sections consécutives à des plaies. La *section* d'un vaisseau se traduit par une *hémorragie*. Celle-ci peut être *artérielle* ou *veineuse*.

L'*hémorragie artérielle* se reconnaît à la teinte rutilante du sang, qui s'échappe par secousses, coïncidant avec les pulsations cardiaques.

Dans *l'hémorragie veineuse*, le sang est rouge brun et coule régulièrement, sans secousses.

Traitement général.

Si l'hémorragie est un peu abondante, faire d'abord asseoir ou coucher le blessé, qui, soit du fait de la perte de sang, soit peut-être du fait d'une impressionnabilité excessive mais très fréquente, pourrait avoir une légère syncope. Puis, quelle que soit l'hémorragie, veineuse ou artérielle, appliquer sur la plaie un *pansement compressif* : une compresse de gaze, deux compresses d'ouate hydrophile, gros comme le poing d'ouate ordinaire bien étalée. Serrer énergiquement la bande. Que les tours de bandes commencent à au moins un travers de main au-dessous de la plaie, pour remonter à un travers de main au-dessus.

Les pièces de pansement ne doivent être trempées dans aucune solution antiseptique. On pourra saupoudrer la plaie avec un peu de poudre d'iodoforme.

L'abondance de l'ouate et l'intensité de la compression seront proportionnées à l'intensité de l'hémorragie.

Le pansement appliqué de la sorte arrête le sang pour deux raisons : 1° par la compression ; 2° par la coagulation qui se fait au niveau de la plaie.

Dans certains cas, si un gros vaisseau veineux ou artériel est intéressé, le pansement compressif ne suffira pas à arrêter l'hémorragie. Il faut faire de la compression, soit avec les doigts, soit avec un appareil improvisé, sur le vaisseau atteint, à une certaine distance de la plaie.

Où faire cette compression ?

Règle générale. — Dans les lésions arté-rielles la pression portera sur un point de l'artère compris entre la plaie et le cœur ; dans une lésion veineuse, cette compression devra s'exercer entre la périphérie et la plaie.

Ce n'est guère que sur les membres supé-rieur et inférieur que cette compression pour-ra être avantageusement exercée.

Membres. — Hémorragie artérielle et veineuse.

Une plaie de la paume de la main, de l'avant-bras ou du pli du coude saigne abon-damment ; le sang s'échappe par secous-ses. Il faut comprimer l'artère du bras, ar-tère humérale. Cette artère peut se sentir à la face interne du bras appliquée contre l'os. Un lien circulaire énergiquement serré peut la comprimer et arrêter le sang. Mais ce lien circulaire a un inconvénient : il gê-ne la circulation veineuse de retour. La main gonfle ; le malade accuse bientôt des fourmillements très pénibles. Il faut appli-quer un appareil compressif qui n'agisse que sur l'artère. On peut arriver à ce résul-tat avec le *garrot* ou le *tourniquet.* Un cail-lou, ou un bouchon, ou un morceau de bois du volume d'un bouchon et une cravate peuvent faire un *garrot*. Avec les doigts on recherche à la face interne du bras et un peu vers l'aisselle les battements de l'artère. On applique dessus le corps dur (caillou, bouchon) et on le fixe dans cette position par la cravate, qu'on noue très énergiquement à la face externe du bras.

Le *tourniquet* est préférable : deux morceaux de bois de la grosseur du doigt et de 25 centimètres de longueur, un morceau de ficelle ou une cravate suffisent. On juge rapidement le diamètre du bras. Avec une ficelle d'une longueur inférieure à ce diamètre, on réunit deux extrémités des morceaux de bois, préalablement creusées d'une encoche. L'une de ces baguettes est appliquée sur la face interne ; l'autre sur la face externe du bras. On serre comme avec un casse-noix et, quand l'hémorragie s'arrête, on fixe les deux extrémités libres, dans leur position, avec une ficelle.

Au membre supérieur, l'hémorragie veineuse peut être arrêtée par un bon pansement compressif.

Le *tourniquet*, fait avec des baguettes plus longues, pourra être employé à la racine de la cuisse dans le cas d'hémorragie artérielle abondante du membre inférieur. Les baguettes seront appliquées l'une sur la face antéro-interne et l'autre sur la face postéro-externe du membre, le plus près possible du pli de l'aine.

Varices.

Dilatation permanente et pathologique des veines.

Siège : Membre inférieur et jambe en particulier, bourses (varicocèle), anus (hémorroïdes).

Superficielles : Forment sous la peau les cordons sinueux bleuâtres bien connus.

Profondes : Ne paraissent pas. Peuvent être l'occasion de crampes, de gonflement des pieds après la marche, de sensations de pesanteur.

Lorsqu'un homme se plaint de crampes, de douleurs anormales dans le mollet, de gonflement des pieds le soir, disparaissant au réveil, penser aux varices profondes. En examinant la jambe, on pourra quelquefois apercevoir les veines superficielles légèrement variqueuses, ce qui permet de conclure que les veines profondes sont lésées.

Traitement.

Repos.

VAISSEAUX LYMPHATIQUES
ET GLANDES

———

Très abondants sous toute la surface de la peau, les vaisseaux lymphatiques sont exposés à l'inflammation, *lymphangite*, à la suite de plaies cutanées, excoriations, furoncles. L'infection qui a déterminé leur inflammation se propage par continuité aux glandes, qui se prennent à leur tour, produisant ainsi l'*adénite* ; le pli de l'aine, l'aisselle sont les deux lieux d'élection de cette inflammation glandulaire.

L'inflammation peut se limiter à une simple poussée congestive de la glande, caractérisée par une douleur assez vive, spontanément et à la pression. Le doigt sent une tumeur dure, plus ou moins volumineuse, dans l'aisselle ou dans l'aine. La peau est rouge à ce niveau et souvent, surtout à l'aine, on voit se dessiner sous la peau une traînée rosée ou rougeâtre. Le doigt sent à ce niveau comme un ou plusieurs cordons durs, douloureux à la pression : ce sont les vaisseaux lymphatiques enflammés, *c'est la poussée de lymphangite.*

L'inflammation peut dépasser les limites d'une simple congestion. Alors le gonflement s'accuse davantage, la douleur aussi : le malade a de la fièvre, et bientôt à la tumeur dure que le doigt ressentait dans l'aine fait place une tumeur molle, pâteuse, fluctuante : du pus s'est formé. Nous avons le *bubon de l'aine* ou *l'abcès de l'aisselle*.

Mais cette collection purulente demande plusieurs jours pour se produire.

L'officier sera surtout appelé à constater la lymphangite ou l'adénite au début.

Traitement.

Repos du membre intéressé. Chercher le point de départ de l'infection : excoriations des pieds, des cuisses, des fesses, furoncles ou ecthyma des cuisses et des fesses, chancre de la verge pour l'aine ; plaies ou panaris des doigts, phlegmons de la main, furoncles du bras, pour l'aisselle.

Appliquer un bon pansement humide sur la lésion initiale ; sur la glande enflammée, sur la traînée de lymphangite, des cataplasmes faits d'ouate imbibée d'eau bouillie et recouverte d'imperméable : *ouataplasmes*.

Si la lymphangite siège à l'avant-bras, faire tremper ce dernier pendant une heure ou deux, dans un bassin contenant de l'eau très chaude renouvelée de temps à autre avec un peu de permanganate.

Si le malade a de la fièvre, 50 centigrammes de quinine.

OS ET ARTICULATIONS

I° OS

La lésion de l'os ne va guère sans celle de sa membrane enveloppante et nourricière : *le périoste.*

L'os peut être enflammé, contus, fracturé. L'*inflammation* de l'os et du périoste que nous aurons à examiner ici, l'*ostéo-périostite*, sera habituellement le résultat d'un traumatisme, d'une contusion.

Elle se développe dans les trois ou quatre jours qui suivent le traumatisme (coup de pied de cheval, choc contre un châlit, chute dans un escalier) et se caractérise par de la douleur au niveau du point contus, de la rougeur des téguments, qui, dans les endroits où ils sont peu épais, comme la face antérieure de la jambe, sont distendus, très sensibles à la pression. Le doigt appliqué à leur niveau peut percevoir une sorte d'empâtement profond et même déprimer les tissus qui gardent l'empreinte de la pulpe digitale, *œdème.*

Traitement.

Pansement humide avec imperméable pour faire cataplasme.

Contusions

La *contusion* peut être simple ou compliquée : *c'est la plaie contuse.*

La *contusion simple* se caractérise par de la douleur, par une sensation d'engourdissement du membre, si quelque filet nerveux important a été intéressé ; par la formation d'une ecchymose, d'un « bleu », résultant de l'épanchement dans les tissus d'une certaine quantité de sang, par suite de la rupture des petits vaisseaux sanguins.

Traitement.

Si la contusion est grave, immobiliser le membre intéressé ; contre la douleur : compresses froides ; frictions légères ou massages.

Dans les *plaies contuses*, c'est-à-dire celles dans lesquelles les tissus qui recouvrent l'os sont plus ou moins dilacérés, dans lesquelles le périoste et l'os peuvent être plus ou moins éraflés, il faut rapidement appliquer un pansement protecteur au permanganate de potasse qui mette la plaie à l'abri de l'infection.

Fractures

C'est la rupture d'un os.

Symptômes : Douleurs plus ou moins violentes, déformation et impotence du membre qui devient incapable d'accomplir sa fonction. Le blessé a quelquefois senti craquer son os. Ces signes peuvent ne pas toujours exister : le craquement, l'impotence, la déformation peuvent faire défaut. *La douleur à un point limité d'un os est encore le meilleur signe de fracture.* Pour les os très superficiels on peut constater une ecchymose cutanée.

Certaines fractures de la clavicule, de la jambe, de la cuisse, du bras ne peuvent pas laisser de doute, tant la déformation est considérable, tant l'impotence est manifeste ; les fragments osseux tendent la peau, et la main appliquée au niveau du point malade perçoit la crépitation des surfaces fracturées, frottant l'une sur l'autre.

Dans certains cas (avant-bras, péroné, os de la main, ou du pied), la douleur seule et une légère ecchymose pourront faire supposer qu'il y a fracture. *Dans le doute se conduire comme s'il y avait fracture certaine.*

Un membre fracturé doit être pris avec beaucoup de soin, pour éviter le mouvement des fragments osseux.

Traitement général.

Le *traitement* consiste à immobiliser le membre dans une position qui se rapproche le plus possible de son attitude normale, si celle-ci, du fait de la déformation et du déplacement des fragments, a été modifiée.

Certaines fractures sont compliquées, c'est-à-dire que les téguments sont traversés par un fragment d'os qui vient faire saillie au dehors. La première chose à faire est d'appliquer un pansement pour mettre la plaie à l'abri de l'infection.

PRINCIPALES FRACTURES
Côtes.

Cause : Effort de toux, traumatismes du thorax.

Symptômes : Douleur soudaine et violente dans le thorax, gêne de la respiration par un point de côté; quelquefois crachement léger de sang ; toux très pénible. La main appliquée à plat au niveau du point douloureux peut percevoir au moment d'un accès de toux une *crépitation osseuse*.

Traitement.

Immobiliser le thorax. Avec deux serviettes épinglées bout à bout et pliées en deux, on fait un *bandage de corps*, qu'on serre très énergiquement autour de la poitrine : le maintenir avec la cravate passée sur les épaules et formant bretelle.

Une large ceinture pourrait être avantageusement employée pour ce bandage.

Clavicule.

Causes : Choc, effort, chute sur l'épaule.

Symptômes: Douleur, impotence du membre supérieur qui retombe à peu près inerte. Le blessé ne peut porter son bras derière la tête. Presque toujours on voit ou on sent sous la peau les deux fragments de l'os.

Traitement.

Immobiliser le bras et l'avant-bras. L'avant-bras est soutenu par une *écharpe* faite avec une serviette. Comme les bouts de la serviette ne sont pas assez longs pour être fixés derrière le cou, les allonger avec la cravate. *Il faut que l'avant-bras soit mis horizontalement.* Ceci fait, avec une cravate on assujettit le bras contre le corps.

Si l'on n'avait pas de serviette, on déboutonnerait deux boutons de la capote ou du dolman, pour y mettre la main, « à la Napoléon ». L'horizontalité de l'avant-bras serait de la sorte obtenue. On assujettirait le bras contre le tronc avec une cravate.

Bras ou avant-bras.

La déformation du membre peut ne pas être apparente. Il y a impotence ou douleur seulement. Il faut improviser un appareil d'immobilisation. Placer autour du membre, en le secouant le moins possible, un peu d'ouate ordinaire. Prendre deux petites planchettes, les appliquer de chaque côté du membre comme *attelles* et les fixer avec quelques tours de bande. Ensuite soutenir le membre, comme dans une fracture de clavicule. Mieux qu'une planchette, un morceau de carton rectangulaire, de la longueur du bras ou de l'avant-bras, qu'on replie en *gouttière*, assure avec la ouate et une bande une immobilisation parfaite.

Poignet.

Cause : En général une chute sur la main, la face palmaire appuyant sur le sol.

Symptômes : Douleur très vive ; mouvements du poignet impossibles. Déformation du poignet qui est épaissi : le dos de la main, allongée dans l'attitude du serment, n'est plus sur le même plan que l'avant-bras. Pas de crépitation. Douleur à la pression, surtout marquée à la racine de la main.

Traitement.

Ne pas essayer de faire faire des mouvements du poignet. Immobiliser avec une planchette large de dix centimètres et de la longueur de l'avant-bras et de la main réunis, la recouvrir d'ouate et en mettre un peu plus au niveau de la main pour faire un petit matelas. L'avant-bras étant posé à plat sur la planchette, mettre dessus de l'ouate et en doubler l'épaisseur au niveau du poignet, et rouler la bande, sans trop serrer. La main doit être prise dans les liens de bande. Soutenir l'avant-bras par une écharpe.

Jambe.

Il y a deux os : le *tibia*, très fort, en dedans ; le *péroné*, mince, en dehors.

Un seul os peut être fracturé ; les deux peuvent l'être. Quand un seul os est fracturé, celui qui est indemne sert d'attelle

à l'autre et il n'y a pas (ou peu) de déplacement des fragments.

Cause : Une chute, un écrasement, un choc
(coup de pied).

1° *Il n'y a pas de déplacement osseux :*
Les seuls symptômes de valeur sont la douleur et l'impotence du membre : quelquefois
on peut voir une ecchymose. La main promenée sur la jambe réveillera la douleur
au niveau du point lésé et pourra percevoir
la crépitation.

Ne pas laisser le malade debout ; un faux
mouvement pourrait faire casser l'os qui resté indemne. Donc, faire coucher le malade
et immobiliser son membre.

Enlever doucement le pantalon.

Moyen expéditif : Assujettir avec des cravates ou des mouchoirs, au niveau du pied,
au genou et à la cuisse, le membre malade
au membre sain. Ce procédé suffit en attendant le médecin.

2° *Il y a déplacement osseux :* Au moment
où les os ont été fracturés, le blessé est tom-
bé, sa jambe ne pouvant plus le supporter, et
il a très souvent entendu craquer ses os ;
il crie, il souffre, le moindre mouvement
exaspérant sa douleur. La pointe du pied est
déjetée, inerte, en dehors.

Fendez le pantalon et le caleçon : au niveau du point blessé, vous verrez les os
soulever la peau et la direction du membre
modifiée. Pressez avec les deux index sur ce
point et vous sentirez la crépitation.

Cette fracture peut se compliquer de lésions de la peau, l'os passant au travers. Il faudra, avant d'appliquer un appareil improvisé, protéger la plaie par un pansement.

Traitement.

Il faut *réduire* la fracture, c'est-à-dire remettre en place les fragments. Pour cela, un aide est indispensable. Avant de procéder à l'opération, préparer tout ce qui est nécessaire.

1° Fendre pantalon et caleçon jusqu'à la hanche, pour pouvoir les enlever sans secouer le blessé ;

2° Avoir des *attelles* assez longues, pouvant aller du pied au-dessus du genou : des morceaux de bois plats, larges de cinq centimètres, épais d'un centimètre feront très bien l'affaire.

Le malade étant étendu, la première chose à faire est de remettre le membre dans sa position.

Un aide saisit la jambe au-dessus de la fracture et la tient solidement. L'officier prend à deux mains le pied et lentement, sans secousse, exerce d'abord une traction progressivement énergique dans l'axe du membre, et ramène la partie inférieure de la jambe dans le plan qu'elle a perdu ;

3° Une capote repliée en quatre sur elle-même dans son grand axe, une couverture, pliée de la même manière, des bouchons de paille un peu longs pourront servir à matelasser le membre.

La capote ou la couverture est appliquée

de chaque côté de la jambe, faisant étrier sur le pied. Les attelles sont disposées latéralement et maintenues par des cravates.

. A défaut d'attelles, une baïonnette, un fourreau de sabre seraient employés.

Cuisse.

La déformation du membre, son impotence et la douleur sont les symptômes cardinaux. S'il y a déformation, il faudra essayer de remettre les fragments dans l'axe de l'os.

L'immobilisation se fera par le même procédé que pour la jambe : une capote ou une couverture, des bouchons de paille serviront à matelasser. Des attelles seront faites par le membre sain et par un fourreau de sabre ou un fusil, la crosse mise dans l'aisselle. *Il faut que l'attelle extérieure soit solidement fixée au tronc* (cravate, ceinture).

Les blessés du membre inférieur doivent être transportés. Il faut que le membre fracturé reste rigide pendant le transport, pour éviter la douleur et de nouveaux déplacements osseux. Ils peuvent être transportés sur une civière ou une planche, recouverte d'un matelas ou de paille. Le transport n'est pas difficile, mais c'est la mise en place sur le brancard improvisé et son déchargement qui méritent de l'attention.

Trois hommes au moins sont nécessaires pour soulever un blessé. Ils se mettent du même côté, un au niveau du tronc, l'autre au niveau du bassin, l'autre au niveau des jambes.

Le premier passera sa main sous la taille du blessé, qui lui-même fixera ses deux bras autour du cou de ce porteur. Le deuxième glissera ses mains, l'une sous le bassin, l'autre sur la cuisse, le troisième placera ses deux mains sous les jambes. Les deux membres, s'ils n'ont pas été liés ensemble, doivent être soulevés en même temps.

Au commandement de : *Attention !* les hommes, doucement, placent leurs mains sous le blessé. Puis : *un, deux, trois, levez !* A ce moment, ils enlèvent le blessé, qui ne doit pas ressentir de secousse. Un blessé saisi de la sorte peut parfaitement être porté à une certaine distance. Pour le déposer sur le lit ou la civière, le mouvement se fera en cadence. Les porteurs s'approcheront le plus près possible du bord du lit. Puis, au commandement de : *Attention !* allongeront un peu les bras pour porter le blessé vers le milieu du lit, et au commandemnt : *Un, deux, trois, posez !* ils déposeront doucement le blessé.

Si l'on n'a pas de lit, il faudra avoir une bonne couche de paille pour étendre le malade.

Rotule.

Causes : Un choc, une contraction violente et subite des muscles de la cuisse (pour se retenir dans une chute en arrière par exemple).

Symptômes : Douleur soudaine au niveau

de l'articulation du genou. Impotence du membre inférieur : le blessé peut difficilement marcher ou allonger sa jambe.

A l'inspection : L'articulation paraît peu grosse. La surface de la rotule paraît augmentée en hauteur. La rotule étant prise entre le pouce et l'index de chaque main, on peut sentir la crépitation osseuse, si l'écart des fragments est minime ; s'il est très considérable, le doigt peut déprimer entre eux la peau en gouttière à la face antérieure du genou.

Coucher le malade. Ouate autour de l'articulation. Serrer légèrement avec une bande, attacher le membre sain et le membre malade ensemble pour les immobiliser.

2° ARTICULATIONS

Une articulation comprend des extrémités osseuses recouvertes de cartilage, glissant l'une sur l'autre ; une membrane séreuse, la *synoviale*, dont le liquide, la *synovie*, facilite le mouvement ; des ligaments périarticulaires inextensibles, très résistants, qui maintiennent en place les surfaces articulaires.

Les surfaces osseuses peuvent être déboîtées : *luxation*.

Les ligaments peuvent être tiraillés, distendus, déchirés : *entorse*.

L'articulation peut s'enflammer : *arthrite*.

Un épanchement de liquide peut se faire dans son intérieur : *hydarthrose*.

Une *plaie pénétrante* (couteau, éclats de verre, projectile) peut l'intéresser.

1° Luxations

Les deux *luxations* les plus fréquentes sont celles de l'*épaule* et du *coude*.

Épaule.

Douleur soudaine et violente à l'épaule ; impotence du bras qui tombe le long du corps incapable de faire un mouvement. Le malade ne peut porter sa main derrière sa tête. A l'examen, l'épaule paraît aplatie ; sa rotondité naturelle du côté externe est remplacée par un plan vertical de la peau.

Traitement.

Ne pas essayer de réduire la luxation. Se contenter d'immobiliser le membre supérieur comme pour une fracture de la clavicule, en soutenant l'avant-bras par une écharpe.

Coude.

Symptômes : Douleur vive, impotence de l'avant-bras, qui reste plus ou moins fléchi et ne peut s'étendre ; mouvements très douloureux. Le coude paraît volumineux, élargi dans le sens antéro-postérieur.

Traitement.

Ne pas essayer de réduire la luxation, soutenir l'avant-bras avec une écharpe.

2º Entorses.

Siège de prédilection : Le pied. Très fréquente.

Symptômes : Douleur soudaine et vive à la suite d'une mauvaise attitude du pied (le blessé ne peut marcher, souvent, tant il souffre).

Gonflement du cou-de-pied, qui en quelques minutes peut devenir très gros. Quelquefois ecchymose.

Traitement.

Bain de pied très chaud ou très froid ; compresses sur le pied. Massage, très léger au début et progressivement augmenter la pression. Serrer ensuite avec une bande l'articulation bien enveloppée d'ouate ordinaire. Laisser le blessé assis ou couché de préférence.

3º Arthrite.

Elle est aiguë ou chronique.

1º AIGUË

Causes principales : Traumatismes, blennorrhagie, rhumatismes.

Symptômes : Douleur intra-articulaire, difficulté d'exécuter les mouvements ; fièvre. L'articulation paraît gonflée, la peau est tendue, chaude, rouge.

Traitement.

Immobilisation du membre ; deux ou trois couches de teinture d'iode ; recouvrir d'ouate ordinaire et serrer légèrement avec une bande. Repos.

2° CHRONIQUE

Symptômes : Raideur plutôt que douleur. Douleur réveillée par l'humidité, la fatigue, cesse avec la marche, quand l'articulation est échauffée. La main appliquée à plat sur l'articulation perçoit des craquements quand on la fait mouvoir.

Traitoment.

Repos, teinture d'iode en badigeonnages.

4° Hydarthrose.

C'est un épanchement de synovie dans l'articulation, le genou de préférence. Très fréquente à la suite d'une contusion. Indolore par elle-même, mais le malade peut souffrir, soit de sa contusion, soit d'un peu d'arthrite.

Symptômes : Le genou est gros, globuleux. Les dépressions qui existent normalement de chaque côté de la rotule et qui s'accentuent quand on fait tendre la jambe, ont disparu.

Traitement.

Immobilisation et compression par une bande après avoir bien entouré l'articulation d'ouate ordinaire.

5° Plaie articulaire.

Symptômes : Écoulement de sérosité et de sang.

Traitement.

Couvrir le plus tôt possible la plaie par un pansement. Immobiliser le membre.

MUSCLES

Contusion.

Symptômes : Douleur plus ou moins vive spontanément réveillée par les mouvements ou la pression. Fourmillements. Quelquefois, gêne des mouvements et même impotence (rare). La douleur est souvent plus vive, vingt-quatre heures après, qu'au moment même de l'accident. Ecchymose sous-cutanée au point contusionné.

Traitement.

Compresses très chaudes ou très froides ; massage.

Rupture musculaire.

Le *tour de rein* résulte de la déchirure de petites fibres musculaires de la région dorso-lombaire.

Le *coup de fouet* au mollet a longtemps été considéré comme une rupture musculaire. Il résulte de la déchirure d'une petite veine variqueuse.

La *rupture des adducteurs* ou muscles des cavaliers s'observe assez souvent dans la cavalerie. Ces muscles siègent à la face interne de la cuisse et à peu près à son tiers supérieur.

Symptômes : Douleur vive et soudaine. La main promenée et pressant sur la région intéressée y exagère la douleur, et y sent comme un corps dur boudiné. La douleur est habituellement calmée par le repos et ne se manifeste ou ne s'exagère que par les mouvements.

Traitement.

Repos et massage.

TÊTE

Plaies du cuir chevelu.

Traitement.

Même traitement que pour une plaie ordinaire. Les plaies du cuir chevelu saignent en abondance. Ne pas s'en effrayer. Il faudra employer beaucoup d'ouate pour pouvoir faire un pansement bien serré et compressif au permanganate. Pour faciliter le travail du médecin, si la plaie est tant soit peu étendue, couper au ras les cheveux sur un travers de doigt de chaque côté de la plaie, pour empêcher le sang de s'y coaguler. Bien laver ensuite.

Contusion.

Peut être légère et s'accompagner seulement d'une douleur plus ou moins vive ; plus sérieuse, il peut y avoir état syncopal ; faire coucher le malade. Plus grave, il y a vomissements, perte de connaissance et syncope : allonger le malade, le déboutonner, lui parler, lui flageller la figure et s'il ne revient pas, tractions rythmées de la langue (1).

(1) Voir p. 121.

ŒIL

—

Orgelet.

Petit furoncle du rebord de la paupière, douloureux, amenant une infiltration de la paupière (œdème).

Traitement.

Petits ouataplasmes ou lavages fréquents à l'eau boriquée très chaude.

Blépharite.

Inflammation des rebords de la paupière.

Symptômes : Les paupières sont collées, le bord est rouge le matin. Le malade se plaint de démangeaisons, de picotements, se frotte sans cesse les yeux. La vue peut être troublée et la lumière pénible à supporter.

Traitement.

Lavages fréquents à l'eau boriquée tiède.

Corps étrangers.

Ce sont des particules de charbon, des fragments métalliques, de la poussière, des graines dégraminées.

Ils peuvent être libres ou fixés sur la cornée.

Libres : Ils provoquent une sensation de picotement, avec occlusion fréquente des paupières et larmoiement.

Les larmes les entraînent dans les culs-de-sac des paupières. En abaissant la paupière inférieure, on peut voir le corps étranger et le saisir avec un instrument mousse (bague, papier replié).

A la paupière supérieure, il suffit d'attirer celle-ci sur l'inférieure le plus possible, de frotter doucement avec le doigt et habituellement il reste fixé aux cils inférieurs.

Fixés dans la cornée : Ne pas y toucher. Compresses chaudes d'eau boriquée pour calmer l'irritation.

Conjonctivite.

Symptômes : Œil rouge, larmoyant. Les malades se plaignent d'y avoir du sable, accusent des brûlures, se frottent sans cesse les yeux. Le matin les paupières sont collées. La lumière un peu vive fait mal et les yeux sont tenus à moitié fermés.

Traitement.

Lavages fréquents à l'eau boriquée bien chaude. S'il y a photophobie intense (douleur provoquée par la lumière), tenir le malade dans une pièce obscure.

Plaie de l'œil.

Protéger l'œil par un pansement ordinaire, dont les pièces seront trempées dans l'eau bouillante, puis exprimées de leur liquide.

OREILLE

Furoncle du conduit auditif.

Symptômes : Douleur vive, lancinante, accompagnée parfois de bourdonnements. On peut voir, dans le conduit externe, la peau très dure, soulevée difficilement par le petit furoncle.

Traitement.

Renouveler souvent des tampons d'ouate hydrophile, imbibés d'eau boriquée, dans le conduit.

Écoulements d'oreille

Lorsque du pus coule de l'oreille, faire un lavage à l'eau boriquée tiède, mettre un tampon glycériné et envoyer le malade au médecin.

POITRINE

Contusion.

Symptômes : Douleur, gêne de la respiration qui ne peut se faire à fond. Parfois crachements de sang.

Traitement.

Immobiliser le thorax par un bandage de corps fait avec des serviettes bien serrées. Si le blessé a des quintes de toux qui le fatiguent, une ou deux pilules d'opium. Le faire coucher.

FRACTURE DE COTE

Plaies.

Elles sont *pénétrantes* ou *non pénétrantes.*

1° PÉNÉTRANTES

Elles intéressent la plèvre et le poumon (instruments tranchants, projectiles).

Symptômes: Etat syncopal, ou syncope (pâleur, sueurs froides ,petitesse du pouls), gêne et accélération de la respiration, point de côté. Par la plaie, du sang s'écoule. Parfois on peut entendre un sifflement, produit par le passage de l'air au moment de l'inspiration. Crachement de sang rutilant pur ou mélangé à des glaires.

Traitement:

Allonger le malade ; protéger la plaie par un pansement ; si le malade souffre beaucoup d'un point de côté, calmer la douleur avec une ou deux pilules d'opium. Le remonter avec un cordial. En cas de syncope, faire les tractions de la langue (1), le remuer le moins possible et le laisser sur place en attendant le médecin. *La moindre secousse peut faire tomber le caillot et provoquer une hémorragie mortelle.*

2° NON PÉNÉTRANTES

N'intéressent que la paroi thoracique. Traiter comme une plaie ordinaire. Bandage de corps par-dessus.

---

(1) Voir le traitement de la syncope, page 121.

ABDOMEN

Contusion

(Causée par coups de pied de cheval.)

Symptômes : Douleur (quelquefois assez vive pour causer une syncope) s'irradiant à tout le ventre, avec coliques, ou restant limitée au point contus. Les mouvements et la palpation exagèrent la douleur.

Traitement.

Faire coucher le malade ; compresses froides sur le ventre. S'il y a de la douleur, des envies de vomir, donner des pilules d'opium (deux ou trois).

Plaies.

Sont *pénétrantes* ou *non pénétrantes*.

1° PÉNÉTRANTES

Instruments tranchants, projectiles. Très graves : le péritoine est transpercé, l'intestin souvent perforé.

Symptômes : Douleur, état syncopal ou syncope, envie de vomir ou vomissements en général verdâtres, pouls petit, à peine sensible, sueurs froides.

Traitement.

Coucher le blessé; protéger la plaie par un large pansement ; immobiliser l'intestin par des pilules d'opium. *Laisser le blessé absolument immobile.*

2° NON PÉNÉTRANTES

N'intéressent que les muscles de l'abdomen. Pas d'état syncopal ; pas de vomissements.

Traitement.

Comme une plaie ordinaire.

Hernie.

Petite tumeur de volume variable, se montrant au pli de l'aine, à la racine des bourses et constituée par une anse intestinale. A la pression du doigt, se laisse déprimer, disparaît en partie, pour se reproduire dès que cesse la pression; ordinairement non douloureuse.

Cependant certaines hernies, même les petites, peuvent être parfois douloureuses, surtout à la suite de fatigues, et manifester leur présence par une sensation de malaise au bas-ventre, des coliques et même des envies de vomir.

Le repos couché est le meilleur traitement, en attendant un bandage appoprié.

Varicocèle.

Varices des veines du testicule.

Symptômes : abaissement de la bourse et augmentation de son volume (en général à gauche). La peau paraît soulevée par des cordons bleuâtres. La main y perçoit la sensation d'un paquet de cordons mous, de « tripes de poulet », selon la comparaison classique.

Ordinairement pas douloureux. Le devient parfois à la suite de l'équitation, de marches prolongées. La douleur se fait sentir au testicule, remonte sur le trajet du cordon et le patient accuse surtout une sensation pénible de tiraillement dans les reins.

Traitement.

Suspensoir et repos.

PIED

—

Le pied du soldat, surtout celui du fantassin, doit être surveillé de très près à cause des accidents nombreux auxquels il est exposé, accidents qui rapidement immobilisent l'homme.

La propreté est la condition première. En arrivant à l'étape, l'homme doit quitter ses chaussures, et se laver les pieds à l'eau froide : la sueur, les poussières sont autant de causes d'excoriations. Le *suifage* du pied au départ est un très bon procédé.

Hypéridrose.

TRANSPIRATION EXAGÉRÉE

Symptômes : La peau du pied, surtout à la plante, est macérée, blanchâtre ; sur les bords du pied, les tissus sont rouges, légèrement enflammés. Le frottement de la chaussure est pénible, et l'homme souffre en marchant ; s'il s'obstine à marcher quand même, des excoriations se produisent.

Traitement.

De bonne heure, pendant son séjour à la caserne, l'attention de l'homme aura été attirée sur cette transpiration abondante, sur la macération de son épiderme et sur l'odeur très forte que dégagent ses pieds.

Avant de partir aux manœuvres ou en campagne, il faut faire un *traitement préventif à la formaline*. Ce traitement sera aussi employé en campagne.

La formaline sera étendue de 50 fois son volume d'eau pour débuter ; on abaissera rapidement la proportion d'eau et l'on pourra arriver à l'employer à parties égales.

L'homme, après s'être lavé et essuyé les pieds, passe sur ceux-ci un linge imbibé de la solution et laisse sécher. A répéter trois fois par jour.

La formaline est le meilleur et le plus simple des médicaments. *Très toxique* (1).

Excoriations.

Résultent presque toujours des chaussures trop ajustées, trop dures, pas suffisamment brisées au pied.

Les hommes qui transpirent y sont particulièrement exposés.

Traitement.

Préventif : A la formaline.

Le graissage des pieds pour une longue marche est très utile.

(1) La formaline est une solution d'aldéhyde formique dans l'eau à 40 p. 100.

Curatif : L'excoriation est superficielle ou profonde.

1° *Superficielle*. — Lavages à l'arrivée à l'étape avec la solution faible de permanganate. Saupoudrer de bismuth. Le matin avant de repartir, bien graisser le pied et mettre sur celui-ci un linge imprégné de suif. Dans les cas superficiels, un attouchement à la formaline à 1/100 donne de bons résultats.

2° *Profonde* : C'est une véritable plaie qu'il faut protéger par un pansement. Supprimer le brodequin et ne pas faire marcher.

Tarsalgie
OU PIED PLAT DOULOUREUX

Douleurs dans le pied avec sensation de fatigue, surtout à son bord externe. Le pied a tendance à se renverser sur son bord interne. Ces phénomènes douloureux se montrent surtout chez les pieds plats, cessent par le repos et le matin il ne paraît plus rien.

Pied forcé. — Dans certains cas, chez les hommes n'ayant pas les pieds plats, à la suite de marches pénibles, cette douleur se montre avec gonflement du pied, qui est à l'étroit dans le soulier.

La peau du pied est tendue, la pression très douloureuse. Le repos calme un peu la douleur, mais le matin, quand l'homme essaie de marcher, il souffre encore.

Il y a ici une fracture d'un ou plusieurs

métatarsiens que seule la radiographie pourra déceler.

Immobilisation.

Ongle incarné.

Inflammation très douloureuse de la chair qui est en contact avec le rebord de l'ongle du gros orteil. Point de départ ; chaussure qui serre trop fort le bout du pied. Survient peu à peu. Au début, la peau est rouge, sensible ; puis elle s'enflamme, suppure et des bourgeons de chair plus ou moins volumineux font saillie au voisinage de l'ongle qui semble s'enfoncer dans la chair.

Traitement.

1° *Préventif* : Chaussures assez larges. Quand la douleur commence, écarter les chairs de l'ongle au moyen d'un petit tampon d'ouate, l'enfoncer, avec un petit morceau de bois taillé en biseau, dans le sillon unguéal ; en augmenter progressivement la grosseur.

2° *Curatif* : Quand l'ongle incarné est produit : traitement chirurgical.

MAIN

Panaris.

Inflammation suppurative de l'extrémité du doigt. Peut être superficiel ou profond.

1° *Superficiel* : C'est la *tourniole*. Autour de l'ongle, la peau est rouge, tendue, un peu douloureuse ; l'épiderme bientôt est soulevé par une sérosité d'abord louche, ensuite jaunâtre. L'affection évolue en deux ou trois jours sans grande douleur, ni complications.

Traitement.

Pansement humide avec imperméable, pour faire un cataplasme antiseptique à l'extrémité du doigt.

Panaris profond.

2° *Profond* : C'est une affection très douloureuse, parce que le pus se collecte sous la peau qui est peu extensible. Celui du pouce et celui du petit doigt sont particulièrement sérieux.

Symptômes : Battements dans le doigt ; douleurs lancinantes, qui peuvent empêcher le malade de dormir. Le bout du doigt est chaud, la peau est tendue, rouge. La pression y est douloureuse. La douleur cesse après trois ou quatre jours, quand le pus est formé. Celui-ci a tendance à se faire jour au dehors, par destruction des tissus. Il peut y avoir de la fièvre. Les glandes de l'aisselle, du coude sont engorgées et douloureuses.

L'inflammation, surtout pour le pouce et le petit doigt, peut se propager au poignet et à l'avant-bras et occasionner un phlegmon très grave.

Traitement.

Débridement au bistouri ; mais avant d'en arriver à l'opération, un très bon moyen pour calmer la douleur consiste à faire tremper la main et l'avant-bras dans un bain d'eau boriquée très chaude souvent renouvelée, pendant une heure le matin et une heure le soir. Après le bain, pansement humide. Soutenir l'avant-bras par une écharpe.

Phlegmon de la main.

C'est l'inflammation et la suppuration de la partie profonde de la paume de la main. Elle résulte d'une piqûre, d'une plaie de la face palmaire : tout d'abord, gêne, sensations de chaleur et de battements, puis la peau se tend, la fièvre s'allume, les mouvements des doigts réveillent la douleur. Bientôt la face palmaire bombe en avant, tendue, luisante. La douleur est très vive, les doigts gros, boudinés, sont légèrement fléchis. Le dos de la main est tuméfié, rouge et on est enclin à supposer que le pus se trouve là, alors qu'il se trouve à la face palmaire profondément bridé par la peau et une gaine fibreuse très résistante ; le poignet se tuméfie, est rouge, douloureux. L'avant bras peut se prendre. Les ganglions de l'aisselle sont enflammés et l'état général paraît mauvais.

Traitement.

Ouverture au bistouri pour donner issue au pus. En attendant l'opération, grands bains de la main et de l'avant-bras, d'une heure, deux ou trois fois dans la journée. Grand pansement humide, avec imperméable. Soutenir l'avant-bras par une écharpe.

Gerçures ou crevasses.

Siège : Les mains et les lèvres.
Cause : Le froid sec et vif.
Symptômes : Petite fente longitudinale de l'épiderme et de la partie superficielle du derme avec inflammation légère de ce dernier, du fait des souillures, de la poussière, etc.

Traitement.

Lavages à l'eau boriquée bien chaude, si elles sont profondes et enflammées. Puis recouvrir abondamment d'un corps gras : vaseline, glycérine ou suif.

Engelures.

Siège : Doigts, rebord interne de la main, talon, les orteils (surtout la tête du premier).

Symptômes : Cas légers : c'est une simple congestion circonscrite de la peau, qui se manifeste par de la rougeur, des démangeaisons, surtout quand le pied est au chaud : au lit par exemple. Cas plus sérieux : l'irritation amène la transsudation de sérosité (comme une vaste ampoule qui soulève l'épiderme). Une ulcération peut subvenir, ordinairement longue à guérir.

Traitement.

1° Cas légers : il faut durcir, tanner la peau : frictions à l'alcool, avec une solution d'alun, une solution à 1/20 de formaline. Surtout pas de bains de pieds chauds ; 2° Il y a ulcération : exempter de bottes, de souliers et panser comme une plaie ordinaire. Si l'ulcération est superficielle, un attouchement à la formaline à 1/200, puis un pansement ordinaire par-dessus donnent de bons résultats.

AFFECTIONS DE LA PEAU

Le soldat y est particulièrement exposé : la sueur, les poussières (de la route, du pansage, du foin), le frottement de la selle sont autant de causes prédisposantes.

Beaucoup sont des affections *faciles à éviter*, sinon d'une façon absolue, au moins d'une manière relative. *Le meilleur moyen préventif est la propreté.* Certaines affections de la peau sont surtout fréquentes chez les hommes à cheval.

Ce sont :

Le furoncle ;

L'excoriation ;

L'ecthyma.

Ce sont les trois maux du cavalier.

Furoncle

C'est une inflammation presque toujours localisée autour de la racine d'un poil, caractérisée par une petite tuméfaction rouge pointant sous la peau, dure, douloureuse à la pression et spontanément et qui, au bout de quatre ou six jours, présente à son sommet un point blanchâtre, au niveau duquel va sortir le *bourbillon*, c'est-à-dire la matière crémeuse qui constitue le pus du furoncle arrivé à maturité.

L'*anthrax* n'est qu'un furoncle très volumineux, à plusieurs bourbillons.

Lieu d'élection : Les fesses, les cuisses, la nuque, le dos.

Conséquences : Gêne pour monter à cheval, porter le col et le ceinturon.

Complication : Adénite, surtout à l'aine, qui peut suppurer.

Traitement.

1° *Traitement préventif :* Propreté, lavages, savonnages. Changement de linge fréquent. Le furoncle se propage de proche en proche par le pus : d'où redoublement de soins de propreté.

2° *Curatif :* Essayer de le faire avorter ; arracher le poil qui souvent est au centre ; application de teinture d'iode.

Pansements humides : à l'eau bouillie et boriquée, au permanganate. Un bon moyen est de faire fondre dans un verre d'eau bouillante un petit morceau de sulfate de cuivre et de faire les pansements avec cette eau. Pour les pansements mettre une assez grande quantité d'ouate hydrophile ; *ne pas employer le cataplasme de farine de lin qui irrite la peau et souvent favorise des éruptions furonculeuses.*

Excoriations.

Excoriations : Destruction par le frottement (du pantalon et du caleçon) de l'épiderme et d'une épaisseur plus ou moins considérable du derme.

Lieux d'élection: Fesse, cuisse, genou, face interne de la jambe.

Première précaution : Ne pas laisser à une excoriation le temps de se souiller, la nettoyer le plus tôt possible, pour prévenir la suppuration. Simples lavages à l'eau boriquée, bouillie ou permanganatée. Exempter de cheval pendant vingt-quatre heures. Après lavage poudrer avec du *bismuth. Ne pas employer l'amidon, il fait une colle et il fermente.*

Ecthyma.

Inflammation et suppuration superficielles de la peau.

Symptômes: Formé par de petites pustules, rouges d'abord, dures, luisantes, de la dimension d'une lentille à celle d'une pièce d'un franc et sur lesquelles se forment bientôt des croûtes noirâtres, qui paraissent enchâssées sous la peau, à la façon d'un verre de montre.

Affection tenace, récidivante.

Lieu d'élection : La cuisse, la fesse, la jambe.

Traitement.

La propreté en premier lieu, plus utile encore comme préventif que dans le furoncle. Quand la maladie est constituée : d'abord faire tomber les croûtes par des savonnages et lavages à l'eau chaude. Pansement humide à l'eau de sulfate de cuivre.

AFFECTIONS DE LA PEAU
MOINS IMPORTANTES

Intertrigo.

Irritation superficielle de la peau, par le frottement et la sueur. Provoque une sensation désagréable de démangeaison qui oblige à se gratter. Le grattage excorie la peau et peut déterminer une inflammation.

Lieu d'élection : Face interne de la cuisse en contact avec les testicules ; l'aisselle.

Symptômes : La peau à ce niveau est rouge, chaude, sèche, très sensible. Du fait du grattage, un petit suintement de sérosité s'y peut voir.

Traitement.

Lavages à l'eau légèrement alcoolisée au 1.20. Laisser sécher ; poudrer avec une substance absorbante: bismuth, lycopode, tannin, talc.

Si l'homme a du varicocèle : suspensoir. ..

Gale.

Affection parasitaire, très contagieuse par les effets de literie, d'habillement, les gants. Elle est due au développement dans l'épiderme d'un petit *acarien*, visible à l'œil nu.

qui forme de petites vésicules, devenant bientôt pustuleuses et provoquant des démangeaisons violentes qui obligent celui qui en est atteint à se « gratter jusqu'au sang ».

Lieux d'élection des vésicules : Mains, surtout entre les doigts, où se voient de petites saillies, garnies d'un liquide clair, citrin ou purulent ; avant-bras et bras ; tronc ; verge. La présence de petits boutons gros comme *le quart d'une lentille sur la verge d'un homme qui se gratte doit faire penser à la gale.*

Traitement.

Difficile en campagne. Bains sulfureux : friction à la térébenthine étendue d'eau. Envoyer le plus tôt possible homme et effets (pour la désinfection) à l'hôpital le plus proche.

Poux.

Les poux peuvent se montrer à la tête, sur le corps, au pubis (morpions).

Au *cuir chevelu,* ils provoquent : 1° de la démangeaison ; 2° la formation de vésico-pustules d'*impétigo,* dont la sérosité en séchant forme des plaques jaunâtres qui englobent les cheveux et donnent à la tête l'aspect d'une surface suppurée.

Traitement.

1° Faire couper les cheveux courts; 2° Frictions de la tête avec du pétrole ou du vinaigre chaud. Deux jours de ce traitement bien fait suffisent pour nettoyer une tête.

Sur le corps les poux, même s'ils ne sont pas nombreux, provoquent des *démangeaisons violentes*. Quand on voit un homme se plaindre de démangeaisons, et que la peau ne présente aucune trace d'éruption pouvant les expliquer, penser aux poux. Regarder dans la chemise ou le gilet de flanelle, de préférence au niveau des coutures, on trouve quelques poux et à défaut de ceux-ci, des œufs, petits points brillants, ovoïdes, gros comme le quart d'une tête d'épingle.

Traitement.

Passer les effets (linge) à l'eau bouillante. Bains sulfureux. Poudrer les habits avec de la poudre de staphysaigre ou passer sur le corps un peu de pommade soufrée.

Le *morpion* provoque au pubis et sur les testicules une violente démangeaison. Contrairement à ceux de la tête et du corps qui se déplacent volontiers celui du pubis a une tendance à se fixer dans la peau.

Traitement.

Décoction de 60 grammes de tabac dans 500 grammes d'eau et se lotionner avec ; badigeonnages à l'alcool camphré ; pommade mercurielle. La première méthode est la plus utilisable en campagne.

Pelade.

C'est la chute partielle ou totale des cheveux (bille de billard). Le plus souvent on

remarque sur la tête une place large comme
une pièce de 50 cent. à 1 franc dépourvue de
cheveux, d'un blanc de cicatrice : c'est une
plaque de pelade. Si l'on tire sur les cheveux
qui sont autour ils s'arrachent facilement.

*La contagiosité est probable mais pas cer-
taine.*

Traitement.

Application quotidienne de teinture d'iode sur le point malade.

Impétigo.

Eruption de petites vésicules, dont le liquide, rapidement jaunâtre, forme des croûtes, jaunes d'abord, noirâtres ensuite, larges comme des lentilles ou une pièce de
50 centimes.

Siège : De préférence à la figure, autour
de la bouche, du nez, des yeux ou au cuir
chevelu ; les croûtes peuvent être espacées
ou très confluentes et se fusionner.

Traitement.

Si les croûtes sont nombreuses, adhéren-
tes, les faire tomber par un pansement humide avec imperméable. Puis la petite ulcération dont la sécrétion coagulée forme la
croûte étant mise à nu, laver les points malades trois ou quatre fois par jour avec de
l'eau bouillie dans laquelle on aura fait dis-
soudre un petit morceau de sulfate de cuivre (proportion, 1 gramme pour 500 d'eau).

Tricophytie.

Certaines *dartres*, ayant une tendance à former des cercles, sur la figure, sur les mains, les avant-bras, peuvent s'observer chez le cavalier de préférence. Les cercles, rougeâtres, sont limités par un rebord un peu saillant, irrégulier. A la face, au niveau de ces dartres, les poils de la barbe sont cassés par places, paraissent tordus en queue de cochon ou en point d'interrogation. Cette maladie est due à un parasite, le *tricophyton* qui à peu près sûrement a été transmis par un cheval, atteint d'une maladie de peau.

Traitement.

Applications quotidiennes de teinture d'iode. S'il y avait irritation trop forte de la peau cesser aussitôt.

Erysipèle.

Inflammation de la peau à tendances envahissantes s'accompagnant de phénomènes généraux extrêmement graves.

La face est un de ses lieux d'élection. Toutes les plaies (accidentelles ou chirurgicales) peuvent servir de porte d'entrée au microbe.

Les *phénomènes généraux* paraissent presque toujours avant les symptômes locaux : malaise général, fièvre très vive, frissons, pouls violent et rapide, langue couverte d'un enduit jaunâtre, soif ardente. Il peut y avoir des vomissements bilieux. Puis au bout de quinze à vingt heures se montre autour de la plaie, autour des ailes du nez ou au bord des paupières une plaque de teinte rouge qui peu à peu s'étend, faisant légèrement saillie au-dessus de la peau saine. Elle est rouge, luisante, dure à la pression, limitée par un rebord plus sensible à l'œil qu'au doigt. Elle peut atteindre des dimensions variables. A la face, les tissus sont boursouflés, les paupières, les lèvres infiltrées : *tête d'e magot chinois*. A la surface de l'érysipèle on peut voir des cloques contenant un liquide citrin sanguinolent. En deux jours il atteint d'habitude ses dimensions définitives. Mais l'état général reste très sérieux : fièvre toujours forte, langue très épaisse, figure abattue, prostration générale, diarrhée. Vers le huitième jour la fièvre tombe, l'infiltration de la peau rétrocède et le mal se termine par une desquamation farineuse de l'épiderme.

Traitement.

A la face : Grandes compresses imbibées d'eau boriquée fréquemment renouvelées. *Sur les membres :* grand pansement humide avec imperméable. Sulfate de quinine ; thé, café pour remonter l'état général ; 15 grammes de sulfate de soude pour entretenir la liberté du ventre.

Brûlures.

Destruction par un calorique (ou un caustique) des tissus sur une surface et une profondeur variables. Suivant l'intensité de cette destruction on a fait *trois degrés*.

La brûlure peut être très superficielle et ne s'accompagner que d'une rougeur de la peau. A un degré plus avancé, l'épiderme, détruit par places, est soulevé sur d'autres points par un liquide séreux, jaunâtre, formant des cloques ou phlyctènes. A un autre degré, non seulement l'épiderme est lésé, mais le derme lui-même est attaqué : une surface rouge, présentant çà et là des placards gris ou jaunes de matières concrétées, se montre au niveau des points où la brûlure s'est faite. La destruction peut être plus profonde ; les muscles sont déchiquetés ; les vaisseaux détruits ; du sang, de la sérosité se coagulent dans ces anfractuosités; le tout prend une teinte noire, grisâtre, pouvant en imposer pour une gangrène.

Le *symptôme* dominant est la douleur. Les brûlés se plaignent d'une cuisson plus ou moins vive au niveau de leur plaie.

Traitement.

En attendant l'arrivée du médecin le seul traitement à instituer est de calmer la douleur et de protéger la plaie contre les germes de l'air. Le meilleur calmant est l'eau froide employée avec des compresses fréquemment renouvelées.

On peut saupoudrer abondamment de bismuth. Avec une aiguille à coudre, passée à la flamme pour la désinfecter, on peut transpercer les phlyctènes de part en part, pour faciliter l'écoulement de la sérosité.

Les brûlures étendues peuvent provoquer un état syncopal, d'où la nécessité de faire coucher le blessé et de lui donner un cordial.

Avoir la précaution de lui enlever sa manche de veste ou son pantalon, si la brûlure siège au bras ou à la jambe, pour faciliter l'application des compresses.

Froidures.

Résultent de l'action prolongée d'une basse température sur les tissus : mains, pieds, nez de préférence.

Symptômes : Les tissus sont d'abord violacés ; il y a des élancements douloureux ; puis les tissus deviennent exsangues, blafards, insensibles.

Une friction avec la main, avec de la neige, de l'alcool peut ranimer la circulation et faire revenir la chaleur. Si cet état de congélation des tissus se prolonge, les petits vaisseaux sanguins seront lésés les premiers, les tissus ne seront plus nourris et des gangrènes locales avec ulcération se produiront.

Traitement.

Frictions. Se garder d'approcher brusquement du feu ou de mettre dans l'eau chaude les extrémités qui ont été congelées, on s'expose à des accidents de gangrène. Quand il y a ulcération, traiter comme une plaie ordinaire ; mais il sera bon d'exciter la vitalité des tissus : arroser la plaie avec du vin chaud, faire un pansement avec de l'eau alcoolisée à 1/50.

MALADIES
VÉNÉRIENNES

———

Ce sont des maladies *en partie évitables*.
Les hommes devraient tous être pénétrés de
cette notion que la *prostitution clandestine*
en est la grande propagatrice. La prostitution réglementée, grâce à la surveillance
médicale des femmes, offre beaucoup plus
de sécurité.

Les maladies vénériennes sont : le *chancre mou*, la *chaude-pisse*, la *vérole* et *leurs
complications*.

Chancre mou.

C'est un accident local n'ayant rien à voir
avec la vérole. Il se montre de préférence
au gland et au prépuce, deux ou trois jours
après les rapports avec une femme atteinte
de cette même affection et au niveau d'une
écorchure faite au moment du coït. Il peut
y avoir un, deux, trois chancres. Il débute

par un petit bouton rouge, bientôt blanc au centre. Il se forme rapidement une petite ulcération. à fond grisâtre, à bords taillés à pic, ayant tendance à s'étendre et à fusionner avec les voisines. Tout le sillon préputial peut être envahi de la sorte. Peu douloureux spontanément. Quand on le presse avec les doigts, il ne paraît pas dur ; la peau est souple. Retentissement rapide sur les ganglions de l'aine. L'*adénite douloureuse* devient très grave et a une déplorable tendance à suppurer. Quelquefois le chancre mou a une propension envahissante et gangréneuse ; la verge fond littéralement : c'est le *phagédénisme*.

Traitement.

Lavages quatre ou cinq fois par jour avec de l'eau très chaude dans laquelle on mettra un peu de permanganate. Le vin chaud est très bon. Après le lavage, sécher le gland avec un petit tampon d'ouate. Saupoudrer d'iodoforme et mettre dans le sillon préputial une petite mèche d'ouate hydrophile pour empêcher le contact des muqueuses et absorber la sécrétion. Faire coucher le malade à cause de son adénite.

L'*herpès du prépuce* peut être confondu avec le chancre mou au début. Il n'a pas son caractère rongeant, creuse moins ; il est plus douloureux ; intéresse moins le gland.

Traitement identique.

Balanite.

Inflammation du gland et de la muqueuse

du prépuce. Pas toujours vénérienne.

Symptômes : Chaleur, prurit au bout de la verge ; gonflement ; difficulté de décalotter. La verge paraît rouge, suintante, quelquefois du pus peut s'écouler, en imposant pour la chaude-pisse.

Traitement.

Lavages au permanganate ou à l'eau blanche étendue ; saupoudrer de bismuth deux ou trois fois par jour.

Chaude-pisse.

Inflammation contagieuse du canal de l'urètre par un germe contenu dans le vagin d'une femme malade. *La chaude-pisse engendre la chausse-pisse et jamais une femme saine ne l'a donnée.*

Symptômes : De quatre à dix jours après un coït impur, l'homme qui en est atteint éprouve d'abord une sensation de chaleur et de chatouillement au bout de la verge ; la miction le brûle. Cette cuisson augmente vite : la douleur en urinant, l'écoulement du pus par l'urètre, dès le troisième jour, ne laissent aucun doute sur l'affection.

L'homme qui a la chaude-pisse ne peut être soigné qu'à l'infirmerie ou à l'hôpital. En attendant son évacuation, le consigner au poste de police, pour deux raisons :

1° Prévenir l'orchite ;

2° Empêcher le malade de propager la chaude-pisse autour de lui en contaminant à son tour des femmes.

Les hommes ont trop de tendance à considérer la blennorrhagie comme une maladie bénigne. S'il n'y avait la douleur à la miction qui est, en l'espèce, très précieuse, beaucoup ne viendraient pas se déclarer au médecin.

Une chaude-pisse est très grave par ses accidents et complications tardifs.

Accidents précoces : L'inflammation de l'urètre se propage à la vessie et au testicule ; d'où orchite et *cystite.* Le pus du canal absorbé par le sang infecte l'organisme : des *arthrites simples,* ou *suppurées,* ou suivies de raideurs articulaires ; des *inflammations du cœur* et de ses enveloppes en sont la conséquence. Le pus resté par hasard sur le doigt est par celui-ci mis en contact avec l'œil : inflammation suraiguë et parfois *perte de l'œil par fonte purulente.*

Accidents tardifs : Rétrécissements de *l'urètre,* avec inflammation chronique et suppuration de la vessie ; propagation de l'inflammation au rein.

Deux de ces complications seulement sont intéressantes en campagne.

1° CYSTITE AIGUË

C'est l'inflammation de la vessie.

Symptômes : Besoins fréquents et impérieux d'uriner ; l'homme n'a pas toujours le temps de se déboutonner et pisse dans ses culottes. Il va deux, trois, dix, vingt fois par heure. Les quelques gouttes qui sont péniblement émises brûlent le canal ; l'expulsion de la dernière goutte est suivie de douleur très violente, propagée souvent à l'anus, s'accompagnant de faux besoins d'aller à la selle. Il peut y avoir un peu de sang mélangé à l'urine.

Traitement.

Repos ; bains de siège bien chauds ; tisane (chiendent, tilleul) avec un peu de bicarbonate de soude pour diminuer la cuisson ; une ou deux pilules d'opium pour calmer la douleur.

2° ORCHITE AIGUË
OU PLUTOT ÉPIDIDYMITE

Inflammation du testicule ; peut être simple ou double.

Symptômes : Douleur dans le testicule qui paraît lourd. Les mouvements du malade exaspèrent le mal. Il a de la fièvre, parfois des nausées, la langue est blanchâtre ; l'appétit diminue ; indices d'une infection.

A l'examen : Le testicule paraît plus gros; la peau est un peu plus rouge. A la palpation on sent la glande un peu plus volumineuse ; la moindre pression fait crier le malade.

Traitement.

Repos au lit. Soutenir les testicules avec une planchette ou un morceau de carton rembourré de ouate reposant sur chaque cuisse et évidé en forme de plat à barbe au niveau des bourses. Compresses très chaudes ou très froides sur les testicules. Si la douleur est très violente, s'il y a des envies de vomir, une ou deux pilules d'opium ; s'il y a de la fièvre : 0 gr. 50 de quinine.

Vérole.

Maladie éminemment contagieuse, contractée surtout par le coït. Mais il suffit, pour infecter l'organisme, que le suintement d'une lésion syphilitique soit mis en contact avec une blessure, aussi imperceptible soit-elle, de la peau et des muqueuses ; de là contamination par le doigt (médecins), les lèvres, l'œil, l'anus, la peau.

Symptômes : La première manifestation, le *chancre dur*, se montre de quinze à quarante-cinq jours après le coït, au niveau du point où s'est faite l'inoculation. Non douloureux, il n'attire pas tout d'abord l'attention. Surtout fréquent au gland et au prépuce. Se caractérise par une petite ulcération, peu profonde, atteignant rapidement les dimensions d'une grosse lentille, n'ayant pas de tendance à la guérison. C'est par le toucher qu'on le reconnaît le mieux. Pris dans les doigts il donne la sensation d'un morceau de parchemin ou de carton très mince, enchâssé dans la muqueuse. Cette pression est peu ou pas douloureuse. Après cet examen avoir grand soin de se savonner et brosser plusieurs fois les doigts et avant de le pratiquer; s'assurer que l'on n'a pas d'écorchures aux doigts.

Dans l'aine on trouve des ganglions assez engorgés, peu douloureux ; l'un d'eux est toujours plus gros que les autres : c'est le *préfet de l'aine* de Ricord.

Le chancre est éminemment contagieux. Mais l'homme qui en est atteint n'est pas très dangereux, car il ne pense guère au coït.

Les *accidents secondaires* vont se montrer (surtout si le malade n'est pas soigné) de quinze jours à un mois après le chancre. C'est d'abord la *roséole*, éruption de taches rosées sur le corps, puis la *chute des cheveux ;* en même temps, le malade souffre de *maux de tête* et de *douleurs dans les os*, surtout la nuit.

Ces accidents ne sont pas susceptibles de propager le mal, mais voici l'accident secondaire le plus dangereux : *la plaque muqueuse*. Son lieu d'élection est la bouche, les lèvres, la langue, les amygdales, l'anus.

Caractères : Petite élevure blanchâtre, large comme une lentille ou une pièce de 20 centimes tranchant par sa teinte sur le fond rouge de la muqueuse. Douloureuse surtout dans la gorge, où elle gêne la déglutition, donne de la raucité à la voix.

Ces plaques muqueuses sont les grands propagateurs de la syphilis. Siégeant aux parties génitales, à l'anus, à la bouche, le coït, le baiser, la fourchette, le verre d'un syphilitique peuvent contaminer.

5

Les accidents tertiaires ne surviennent guère que plusieurs années après l'infection *et ne frappent que les malades qui ne se sont pas bien soignés.*

Ce sont les *gommes*, qui peuvent atteindre la peau, le cerveau, provoquer des lésions des systèmes osseux et nerveux. *Tout l'organisme, d'ailleurs, souffre de la vérole qui n'a pas été bien traitée.*

Traitement.

Nous disposons d'un médicament spécifique : le *mercure*. Un syphilitique qui veut se soigner sérieusement pendant quatre ans par période fixées par son médecin, *guérit* et se met à l'abri de tous les accidents, peut se marier et avoir de beaux enfants.

Mal soigné, il expose : 1° sa femme ou son entourage à contracter la syphilis. Sa femme aura de fausses couches ; ses enfants seront rachitiques ;

2° Lui-même est exposé à l'ataxie, la paralysie générale, la folie.

Dès que la maladie est reconnue, envoyer au médecin ; prévenir le malade du danger qu'il fait courir à ses camarades, lui conseiller de cesser le tabac qui facilite le développement des plaques muqueuses dans la bouche ; lui faire laver les dents ; le tartre, la carie dentaire sont des adjuvants des plaques.

Contre le chancre dur : on fera faire des lavages à l'eau bouillie, au permanganate et saupoudrer d'iodoforme.

MALADIES

DE

L'APPAREIL RESPIRATOIRE

Rhume de cerveau ou coryza.

Inflammation de la muqueuse qui tapisse les fosses nasales.

Causes : Le refroidissement de la tête ou des extrémités, surtout par les temps froids et humides, le contact des poussières ou des vapeurs irritantes.

Le rhume de cerveau est fréquemment un signe de début d'affections générales, comme la grippe, la rougeole.

Symptômes : Début par une sensation de chatouillement et de chaleur à la racine du nez, mal de tête localisé surtout autour des yeux, diminution de l'odorat, sécrétion plus ou moins abondante, qui occasionne souvent en tombant dans l'arrière-gorge une poussée d'angine.

Traitement.

1° *Préventif* : Eviter les refroidissements brusques et particulièrement l'humidité des pieds. Les personnes sujettes au coryza se trouveront bien de lavages journaliers des cavités nasales avec de l'eau légèrement salée.

2° *Curatif* : Au début, essayer de faire avorter le coryza par la respiration quatre ou cinq fois par jour, pendant deux ou trois minutes de vapeurs d'ammoniaque ou de teinture d'iode.

Plus tard, faire des lavages du nez à l'eau salée, priser de la poudre de camphre et du sucre.

Saignement de nez ou épistaxis.

Causes : Le saignement de nez peut constituer à lui seul la maladie, où n'être qu'un symptôme d'une maladie générale.

Dans le premier cas, il est causé par des contusions, le froid aux pieds, les excoriations de la muqueuse, les émotions violentes, la trop grande chaleur des appartements.

Dans le deuxième cas, il se rencontre dans les maladies du cœur et du foie, au début de la rougeole, de la fièvre typhoïde, chez les paludéens.

Symptômes : Le saignement de nez se produit tantôt goutte à goutte, tantôt en nappe.

Se rappeler que lorsque le malade est sur le dos, le sang peut tomber dans l'arrière-gorge et ne s'écouler qu'en très petite quantité à l'extérieur.

Traitement.

Avoir recours tout d'abord aux procédés simples : élévation du bras correspondant à la narine qui saigne, applications froides sur le front ou dans le dos, aspirations d'eau glacée ou vinaigrée.

Si l'hémorragie était plus abondante, il faudrait mettre dans la narine qui saigne un tampon d'ouate imbibée d'eau salée ou mieux d'une solution concentrée d'antipyrine et faire prévenir le médecin.

De même il faudrait signaler au médecin les hommes sujets à de fréquentes hémorragies et qui ont besoin d'un traitement général.

Angines.

Inflammation de la gorge, comprenant le pharynx et les amygdales.

Causes : Le mal de gorge simple succède souvent aux changements brusques de température, aux refroidissements des extrémités. Il est précédé assez souvent par un rhume de cerveau ou par un mauvais état de la bouche. Il existe des prédispositions particulières très accusées (scrofuleux, sujets à grosses amygdales).

Beaucoup de maladies générales ont des

manifestations angineuses : le rhumatisme, la grippe, la rougeole, la scarlatine, les oreillons, la diphtérie.

Symptômes : Sensation désagréable et continue de picotement dans la gorge, se changeant plus ou moins tôt en douleur lancinante ; difficulté pour avaler : cet acte peut être très douloureux ; malaise général avec fièvre et diminution de l'appétit.

L'haleine est forte, désagréable et quelquefois très fétide.

L'examen de la gorge révèle les particularités des diverses angines.

Pour faire cet examen, se placer en face du sujet lequel est tourné vers le jour et ouvre la bouche. Avec le doigt ou le manche d'une cuiller, appuyer sur le dôme que fait la langue, en recommandant au sujet de dire : ah ! plusieurs fois de suite.

Dans l'angine simple, tout le fond de la gorge est rouge : les deux glandes qui sont de chaque côté du voile du palais (amygdales) sont plus ou moins gonflées, et peuvent présenter soit une rougeur diffuse, soit un piqueté blanc, soit des placards blanchâtres comme des débris de peau qui adhéreraient (*angine à membranes*), soit de véritables ulcérations ; quelquefois les deux amygdales sont hypertrophiées au point de se toucher sur la ligne médiane, l'acte d'avaler est extrêmement douloureux, la voix peut avoir un timbre nasonné tout particulier (*abcès de l'amygdale*).

Traitement.

1° *Préventif* : Hygiène quotidienne de la bouche : au besoin l'eau simple suffit.

Surveiller particulièrement cette hygiène pour les sujets prédisposés aux angines. Éviter le froid aux pieds.

2° *Curatif* : S'il n'y a sur les amygdales qu'une rougeur uniforme sans piqueté blanc et sans membranes jaunes, si le sujet souffre peu et n'a pas beaucoup de fièvre, recommander les gargarismes fréquents à l'eau boriquée tiède, mettre de la teinture d'iode sur le cou, faire sucer du citron. Avec le jus du citron on peut badigeonner le fond de la gorge du malade matin et soir.

Lorsque au bout d'un jour ou deux les symptômes s'aggravent ou ne s'amendent pas nettement, prévenir le médecin.

De même prévenir le médecin dès qu'on voit des dépôts blanchâtres sur les amygdales, et dès qu'un signe quelconque pourra faire croire à un abcès amygdalien.

En fait d'angine, on ne saurait être trop prudent et certaines angines sont trop graves (diphtérie surtout) avec des apparences de début très bénignes, pour ne pas autoriser le pessimisme dans l'examen de cette affection.

C'est pourquoi, *dans tous les cas où l'on aura le moindre doute sur la bénignité d'une angine, ne pas craindre d'appeler le médecin.*

Laryngites et rhumes.

La laryngite est l'inflammation de l'organe vocal ou larynx, et le rhume est constitué par l'inflammation des premières voies de l'appareil bronchique qui lui font suite.

Causes : Le froid est la grande cause. Ils succèdent parfois aux rhumes de cerveau et aux angines ou les accompagnent.

Les vapeurs irritantes, la fumée de tabac à haute dose peuvent les déterminer.

Symptômes : Le larynx étant un organe de respiration et de phonation, son inflammation retentira sur ces deux fonctions. Il y aura de la difficulté de respirer, de la toux. Cette dernière est superficielle, son point de départ laryngé est le plus souvent reconnu et accusé par le malade. Elle est accompagnée d'expectoration. Il existe des modifications dans le timbre de la voix qui devient grave et rauque ; parfois même, on se trouve en présence d'une aphonie complète.

Dans le rhume, mêmes signes, avec une expectoration un peu purulente.

Comme état général, peu de fièvre, pas d'appétit, mal de tête consécutif à la toux.

Traitement.

Préventif : Soigner le rhume de cerveau, afin que, suivant l'expression populaire, il ne descende pas sur la poitrine.

Ne pas négliger les angines dès le début.

Curatif : Eviter l'action de l'air froid et tenir le cou enveloppé chaudement. Donner des bains de pieds sinapisés ; mettre de la teinture d'iode sur le cou. Tisanes chaudes (tilleul, bourgeons de sapins, etc.). Si la difficulté pour respirer était sérieuse, si surtout il y avait le moindre petit accès de suffocation, se rappeler qu'il peut y avoir des laryngites diphtériques (*le croup*) et prévenir aussitôt le médecin.

Les bronchites.

Inflammation des gros tuyaux aériens (ou grosses bronches) qui font suite à la trachée.

Causes : Le froid est un important facteur causal, surtout le froid humide.

La bronchite succède fréquemment aux angines, aux laryngites soignées mal ou trop tard.

La bronchite fait aussi partie des signes de début de quelques maladies générales : grippe, rougeole, coqueluche.

Symptômes : Début par de la courbature générale avec quelques frissons, quelques quintes de toux succédant à une sensation de cuisson que le malade ressent dans la poitrine.

A cette époque le malade ne crache guère que de la salive.

Au bout de quelques jours la fièvre est moindre, et la toux ramène des crachats plus nombreux, jaune verdâtre.

Traitement.

1° *Préventif* : Eviter autant que possible l'action du froid. Lorsqu'un homme sent qu'il a pris froid, qu'il fasse sans attendre sur la poitrine une friction légèrement irritante (essence de térébenthine par exemple). Soigner dès le début les angines et les plus petits rhumes.

2° *Curatif* : Révulsifs légers sur les parois du thorax (teinture d'iode, sinapisme, thapsia) ; boissons chaudes ; laisser le malade au chaud.

Les fluxions de poitrine.

Définition. — Le terme vulgaire de fluxion de poitrine comprend un ensemble très disparate de maladies du poumon et de la plèvre : broncho-pneumonie, et pneumonie, congestions pulmonaires de toutes natures, pleurésies.

Nous comprendrons empiriquement sous le terme *fluxion de poitrine* toute affection de l'appareil respiratoire dont les signes du début et de la période d'état sont particulièrement graves.

Causes : Le froid a sa grande part ; le traumatisme peut agir comme point d'appel. Les fluxions de poitrine sont souvent consécutives à des bronchites ou même à des rhumes négligés.

Symptômes : Début souvent brusque par

un violent point de côté, de la difficulté pour respirer, de la toux.

Ou bien au cours d'un rhume ou d'une bronchite le malaise s'accroît rapidement, la fièvre devient intense ; la toux plus pénible. L'expectoration peut être à peu près nulle (pleurésie) ou au contraire très abondante, jaunâtre ou teintée de sang.

Augmentation plus ou moins considérable du nombre des mouvements respiratoires.

La fièvre augmente et l'état général s'affaiblit.

Traitement.

1° *Préventif* : Il y a toujours la même indication : éviter autant que possible les courants d'air, l'exposition prolongée à l'humidité.

Lorsqu'on s'y est exposé, essayer le plus tôt possible de faire la réaction : *sudation*, friction sèche ou friction excitante sur tout le corps.

Ne pas négliger les moindres rhumes.

2° *Curatif* : Dans tous les cas de gêne prononcée de la respiration avec point de côté, toux, faire appeler le médecin.

Même lorsque l'homme n'accuse pas de fièvre, il peut exister de la *pleurésie latente*, qui passerait inaperçue si l'on attendait ce signe et qui détermine souvent des accidents très graves, et même la mort.

En attendant le médecin, tenir le malade au chaud et au repos : boissons chaudes, révulsifs sur le thorax, un peu de quinine (0 gr. 50 à 1 gr.).

Tuberculose pulmonaire.

La tuberculose est cette maladie générale causée par l'évolution dans l'organisme d'un microbe spécial appelé bacille de Koch.

Comme, dans l'armée, elle est surtout fréquente dans ses localisations pulmonaires, c'est sur elles que nous insisterons à cause de la possibilité pour les officiers de la déceler parfois chez leurs hommes et de venir toujours en aide au médecin dans le diagnostic du début de cette affection, *début presque toujours insidieux*.

Causes : La cause médicale est l'introduction et la pullulation dans l'organisme du bacille de Koch.

Mais, comme ce microbe se trouve un peu partout autour de nous et que presque forcément il arrive à notre contact, il faut surtout considérer les causes qui lui permettent de vaincre la défense de l'organisme.

Il existe une *prédisposition héréditaire* (fils de tuberculeux) et aussi une *prédisposition de contact* (enfants ayant vécu avec des tuberculeux chez eux, en classe, dans les ateliers).

La *mauvaise hygiène* a probablement la plus grande part dans l'étiologie de la tuberculose : mauvaise aération du logement, défaut de propreté, nourriture insuffisante, excès de toute nature (alcool, veillées, coït, surmenage).

La *contagion* est à craindre et un tuberculeux méconnu laissé dans un groupe fera, par ses *crachats*, des victimes dans ce groupe.

Symptômes : La tuberculose à sa période d'état relevant exclusivement des soins directs du médecin, nous ne nous occuperons ici que de la *tuberculose à son début*.

Ce début consiste ordinairement en une sensation de fatigue générale avec découragement moral. Le sujet *maigrit* tout d'un coup et notablement, ses yeux se creusent, il a le teint pâle, perd l'appétit, a des sueurs la nuit, de l'essoufflement rapide, passe par des alternatives de diarrhée et de constipation. Il se plaint de points de côté fréquents, mobiles, de petits mouvements de fièvre et il tousse un peu d'une petite toux sèche, spécialement le matin.

Ce n'est que plus tard que la toux deviendra plus fréquente, quinteuse, avec crachats jaunes.

Traitement.

Le mot traitement est ici impropre.

Pour diminuer les chances de tuberculisation, il faut *surveiller l'hygiène* des hommes : soins de propreté quotidiens, aération large des chambrées, nourriture saine d'autant plus abondante que l'effort demandé est plus grand. Dans cet ordre d'idées, il serait bon de donner la ration forte aux jeunes soldats pendant les premiers mois de leur arrivée au corps ; c'est pour eux le temps le plus dur et c'est également la période dangereuse pour l'éclosion de la tuberculose.

Eviter *à tout prix* le surmenage, veiller particulièrement sur les hommes malingres s'enrhumant facilement.

Dès qu'un homme, de par l'apparition de quelques-uns des symptômes susmentionnés, est suspect, le mettre à l'écart et l'envoyer au médecin. L'officier est le plus souvent bien mieux placé que celui-ci pour dépister la maladie à son début.

APPAREIL
DIGESTIF

—

BOUCHE

Stomatites

Inflammation de la membrane (muqueuse) qui tapisse l'intérieur de la bouche.

Nous ne nous occuperons ici que des stomatites qui évoluent indépendamment des maladies générales, dont parfois elles font partie (rougeole, scarlatine, diphtérie, syphilis).

Causes. — Malpropreté de la bouche avec dépôt de tartre à la base des dents, mastication de substances irritantes (tabac), mauvaise alimentation (conserves données exclusivement), manipulation fréquente ou absorption de certains métaux (mercure, plomb).

Symptômes : Le malade éprouve dans toute la bouche une sensation de cuisson qui se change en douleur au passage d'aliments trop chauds ou irritants, à l'occasion des mouvements de la langue ; haleine désagréable, souvent fétide. Certaines stomatites s'accompagnent de petites ulcérations sur la langue et sur la face interne des lèvres et des joues.

Ordinairement il n'y a pas de fièvre.

Traitement.

1° *Préventif* : Faire prendre aux hommes l'habitude du lavage quotidien de la bouche, ne serait-ce qu'en se gargarisant avec de l'eau simple, pendant le débarbouillage du matin.

2° *Curatif* : Gargarismes fréquents à l'eau boriquée, ou mieux, quand il est possible, avec du chlorate de potasse (4 grammes par quart de litre).

Passer sur les gencives matin et soir un mélange à parties égales de glycérine et de teinture d'iode.

Maladies des dents.

La *carie dentaire*, les *abcès dentaires* et les *névralgies* consécutives ou concomitantes sont trop communs pour être expliqués plus clairement par une définition.

Causes : Les soldats ont en général de très mauvaises dents et cela tient à la négligence éminemment coupable de l'éducation. On enseigne tout à l'enfant, sauf les règles d'hygiène lui permettant de se maintenir dans le meilleur état de santé possible.

On ne lui apprend pas davantage à se tenir propres les dents qu'on ne lui apprend à se laver les organes génitaux.

Aussi le tartre s'accumule, l'émail est attaqué et c'est bien rare lorsque la série ne devient pas complète : dents gâtées et douloureuses, abcès dentaires, névralgies.

Symptômes : La douleur du mal de dent est connue.

Les abcès ont un début très douloureux et sont accompagnés d'un gonflement en « *chique* » caractéristique.

Les névralgies dentaires commencent ordinairement en douleurs lancinantes partant de la racine des dents et s'irradiant jusque dans le crâne.

Les hommes à dents mauvaises ont fréquemment des stomatites et des angines ; ils ont l'haleine plus ou moins fade, sinon fétide. Mastiquant mal, ils ont des digestions pénibles et sont les victimes tout indiquées de la dyspepsie.

En manœuvre et surtout en campagne, les maladies d'estomac et les mauvaises nutritions relevant de ce chef occasionnent souvent de vrais déchets.

Traitement.

Le traitement *préventif* doit dominer.

Puisque nous ne possédons pas encore un enseignement suffisant de l'hygiène à l'école, il faut prendre l'homme tel que nous le donne une éducation purement intellectuelle. L'officier qui est ici le seul hygiéniste *pratique*, fera faire aux hommes, dès leur arrivée au corps, par les sous-officiers et brigadiers, *il fera lui-même au besoin,* une petite théorie en cinq minutes sur les soins de propreté en général et ceux de la bouche, en particulier ; veiller surtout à ce que les théories ne restent pas lettre morte ; la seule chose difficile sera de faire prendre l'habitude première, et bientôt l'homme qui sentira le bon effet de la propreté de la bouche (plus de maux de dents, bouche moins pâteuse, haleine meilleure) continuera avec plaisir et sans surveillance cette pratique.

Faire soigner les dents dès le début, et ne pas attendre qu'elles ne soient plus bonnes qu'à arracher.

Se rappeler que beaucoup d'hommes paraissent chétifs et se nourrissent mal, parce qu'ils ont de mauvaises dents.

ESTOMAC, FOIE
ET INTESTINS

Manque d'appétit.

Causes. — La constipation ou la diarrhée arrivent en tête des causes du manque d'ap pétit, surtout chez les soldats. Il faudra toujours les rechercher.

Les autres causes sont : la fatigue, l'irrégularité habituelle des heures de repas, les excès alimentaires ou alcooliques.

Enfin l'inappétence existe au début de la plupart des maladies générales.

Traitement.

1° *Préventif :* Surtout en manœuvre, dans les changements quelconques de « *modus vivendi* », tenir l'intestin libre et manger à heures fixes si possible.

2° *Curatif :* Agir contre la constipation ou la diarrhée en donnant d'emblée 10 grammes de sulfate de soude ou de magnésie. Laisser à la diète un jour.

Si la guérison ne survient pas au bout d'un jour ou deux, envoyer le malade au médecin.

En présence d'un homme ne mangeant pas et présentant de la fièvre, se méfier d'une maladie générale.

Constipation.

Causes : La constipation provient du mauvais fonctionnement de l'appareil digestif inférieur : a) dans sa musculature (le plus souvent par paresse des mouvements de l'intestin) ; b) par suite de l'élaboration vicieuse de certains aliments : mets indigestes, aliments échauffants (riz, coing, sucre) ; c) par suite d'absorption de substances toxiques formées dans l'organisme (maladies générales, fermentations intestinales) ou venues de l'extérieur (plomb).

Symptômes : Le symptôme principal est bien connu : le défaut d'exonération. Il s'y ajoute le plus souvent des coliques douloureuses et la perte de l'appétit. Les matières fécales non rejetées empoisonnent peu à peu l'organisme et déterminent les migraines, vertiges, etc.

La constipation habituelle peut amener des phénomènes de congestion cérébrale et des troubles mentaux (folie des constipés), de l'anémie intense.

Traitement.

1° *Préventif :* Comme toute autre fonction, la défécation est plus ou moins sujette à l'habitude ; en se surveillant de façon à se présenter *quotidiennement à la même heure* à la garde-robe, ceux qui ont tendance à la constipation arriveront au bout de quelques semaines ou peut-être seulement de quelques jours à se régler.

2.° *Curatif* : 15 grammes de sulfate de magnésie ou 15 grammes d'huile de ricin suffisent. Les doses plus fortes sont rarement nécessaires.

La constipation habituelle relève d'une hygiène plus ou moins rigoureuse, réclamant les soins du médecin.

Diarrhée.

Ne pas confondre les termes *diarrhée* et *colique* : le premier indiquant l'augmentation de fréquence et la diminution de la consistance des selles, le second s'entendant du symptôme douleur qui existe aussi bien dans la constipation et dans la plupart des maladies de l'appareil digestif. Empiriquement, dès que les selles contiennent du sang, la diarrhée s'appelle *dysenterie*.

Causes : La cause principale de la diarrhée est l'ingestion de substances irritantes ou toxiques : fruits non mûrs ou pourris, viande avariée, eau mauvaise surtout.

Le froid est un agent primordial surtout en manœuvre : éviter l'action du froid sur le ventre et se méfier de l'usage irraisonné des boissons glacées pendant les chaleurs.

Parmi les autres causes, la fatigue et les émotions (la diarrhée dite du premier coup de feu).

Symptômes : La diarrhée s'accompagne souvent de coliques et de douleurs au pourtour de l'anus, après chaque selle (*ténesme*).

Les symptômes généraux proviennent de l'absorption du liquide diarrhéique et des toxines qu'il renferme : sensation de lassitude générale, perte de l'appétit, etc.

Traitement.

1° *Préventif* : Dans toutes les occasions où l'on est soumis aux changements brusques de température, adopter le port continuel, et à même la peau, d'une *ceinture de flanelle* protégeant le ventre.

Surveillance de l'eau de boisson surtout en manœuvre. Se méfier des boissons glacées.

2° *Curatif* : Les diarrhées avec coliques provenant de l'ingestion de substances irritantes doivent être traitées dès le début par une purgation (15 grammes de sulfate de soude ou de magnésie).

Les diarrhées relevant d'un refroidissement brusque seront traitées par l'application de linges chauds sur le ventre et l'ingestion de préparations opiacées : une trentaine de gouttes d'élixir parégorique à répéter si besoin quatre à cinq fois par jour ou 20 gouttes de teinture d'opium ; y joindre du bismuth, 1 à 4 grammes par jour *par petites doses répétées*. Dans tous les cas où l'on verra du sang dans les matières fécales, à moins que ce sang ne vienne nettement d'hé-

morroïdes, prévenir le médecin. *Prévenir
également le médecin lorsque la diarrhée
s'accompagne de phénomènes généraux un
peu sérieux :* fièvre, grande lassitude, saignement de nez, etc. ; de peur de se trouver
en présence de *fièvre typhoïde.*

Appendicite.

Inflammation d'un petit diverticule du
gros intestin ayant la forme et la dimension d'un gros ver de terre et qui se trouve dans la partie droite du bas-ventre.

Causes : Pullulation dans l'appendice de
germes morbides sous l'influence de causes
très diverses : constipation, alimentation
trop carnée, choc, etc.

Symptômes : Le début est le plus souvent
brusque. C'est une grande douleur comme
une très forte colique ayant son siège dans
le côté droit du bas-ventre avec son maxi-
mum d'intensité dans le point médian
d'une ligne qui joindrait la partie antérieure droite de l'os du bassin avec l'om-
bilic ; à ce niveau la douleur est exquise
et le ventre se défend au moindre contact
par une tension très forte de toute sa paroi.

En même temps il y a de la fièvre, souvent des vomissements, de la constipation.

A côté de cette forme aiguë existent des
formes frustes et il faut se méfier de toute
colique même pas très forte localisée dans
le flanc droit.

Traitement.

1° *Préventif* : Tenir l'intestin libre, la constipation habituelle favorisant souvent l'éclosion de la maladie.

2° *Curatif* : Dès qu'on soupçonne l'appendicite, avertir le médecin. En attendant, coucher le malade, appliquer sur le ventre des linges chauds et prescrire la *diète*.

Ictère ou jaunisse.

Maladie caractérisée par la couleur jaune des téguments, et surtout des yeux, et la teinte rouge brun des urines.

Causes : Toutes les causes augmentant la sécrétion de la bile ou gênant sa sortie des canaux biliaires (excès de boisson, troubles stomacaux, catarrhe intestinal) ; enfin la plupart des maladies de foie s'accompagnent de jaunisse.

Symptômes : Coloration jaune plus ou moins accusée de la peau : l'œil est toujours plus et plus tôt jaune que les téguments. Ordinairement ceux-ci sont le siège de démangeaisons assez désagréables.

Diminution notable de la force, apathie physique et intellectuelle très nette.

Le pouls est ordinairement ralenti.

Perte de l'appétit surtout pour les aliments gras, langue blanche et phénomènes d'embarras gastrique. Les matières fécales sont dures, décolorées, grisâtres, très fétides.

Traitement.

1° *Préventif:* Eviter les excès de boisson.

2° *Curatif :* Dès qu'apparaît la couleur jaune des téguments, mettre le malade au *régime lacté absolu* (deux à trois litres de lait par jour).

En attendant le médecin que l'on doit prévenir, on peut donner au malade une petite purgation : 15 grammes de sulfate de soude ou de magnésie tous les deux ou trois jours, ou 5 centigrammes de calomel tous les matins.

Y joindre un lavement froid (à 15° environ) d'un litre à deux litres tous les matins.

Contre les démangeaisons essayer le sublimé à 1 p. 1000, les lotions à l'eau vinaigrée ou à l'alcool chaud.

Hémorroïdes.

Varices des veines de l'extrémité anale de l'intestin. Les hémorroïdes sont *internes* ou *externes*, suivant que les ampoules veineuses siègent au-dessus ou au-dessous de l'orifice anal.

Causes : La grande cause est une prédisposition héréditaire (arthritisme) affaiblissant les parois du système veineux, et permettant dans diverses régions du corps les dilatations variqueuses, varices proprement dites, varicocèles, hémorroïdes.

La constipation habituelle agit par l'obstacle apporté au retour du sang des veines de l'anus.

L'équitation en congestionnant le système sanguin du petit bassin agit dans le même sens (fréquence des hémorroïdes chez les cavaliers).

Symptômes : Les hémorroïdes externes sont les seules appréciables à la vue ; elles se présentent sous la forme de petites tumeurs molles plus ou moins violacées, de nombre et de volume variables, appendues au pourtour de l'anus qu'elles peuvent entourer complètement. Elles augmentent pendant les efforts de défécation.

Elles saignent facilement et peuvent s'ulcérer sous des influences diverses.

Traitement.

1° *Préventif* : Surtout chez les cavaliers, soins quotidiens de propreté dans la région anale. Eviter la constipation.

2° *Curatif* : Dès qu'apparaît une ampoule hémorroïdale, redoubler les soins de propreté, on peut employer les lotions aussi chaudes que possible avec de l'eau alcoolisée (un verre d'alcool à 90° pour quatre verres d'eau), à renouveler plusieurs fois par jour. Bains de siège très chauds. Laxatifs quotidiens pendant toute la période fluxionnaire : 5 grammes de sulfate de soude ou de magnésie tous les matins.

Pour rentrer les hémorroïdes, s'enduire le doigt de vaseline et faire un massage de la région anale.

SYSTÈME NERVEUX

Névralgies.

On appelle névralgies les affections douloureuses ayant leur siège dans les nerfs.
Les plus couramment observées, surtout
dans le métier militaire, sont, en dehors de
la névralgie dentaire dont il a été parlé autre part, la *névralgie intercostale*, la *névralgie lombaire* ou *lumbago*, la *névralgie
faciale* et la *névralgie sciatique*.

Causes : La cause la plus fréquemment
invoquée est le froid.

La compression ou la contusion d'un nerf
peuvent déterminer des phénomènes douloureux irradiés dans tout son parcours.

Les affections des organes internes peuvent donner lieu à des névralgies dans les
nerfs voisins. Les névralgies intercostales,
les points de côté sont très fréquents chez
ceux dont la plèvre a été autrefois lésée
(pleurésies anciennes, fluxions de poitrine,
tuberculose).

Enfin certains poisons d'origine interne
(produits toxiques des affections microbien-

nes), ou d'origine externe (plomb), peuvent déterminer des névralgies.

Symptômes : La *douleur* est le symptôme fondamental des névralgies. D'une part. les malades accusent sur le trajet du nerf atteint une douleur sourde, et de temps à autre des élancements, des éclairs de douleur, selon leur expression ; d'autre part, en certains points du trajet du nerf, surtout aux points où celui-ci devient superficiel, la pression détermine une douleur assez vive.

Dans la *névralgie intercostale*, il existe trois points douloureux. particuliers ; un point dans l'angle que fait la côte douloureuse avec la colonne vertébrale, un autre au niveau de la partie inférieure de la côte sur le trajet d'une verticale menée de l'aisselle ; le troisième presque au milieu du thorax un peu en dehors du sternum. Les mouvements respiratoires font naître ou exagèrent les douleurs. La névralgie intercostale ne s'accompagne pas de fièvre. *Lorsqu'il y aura fièvre il faudra toujours se méfier d'une maladie plus sérieuse et prévenir le médecin.*

Le *lumbago* n'est pas une névralgie proprement dite. C'est plutôt une douleur rhumatismale localisée dans les muscles de la région des lombes ; aussi dans cette affection les douleurs ne se montrent guère au repos, mais seulement sous l'influence de la pression et des mouvements.

Dans la *névralgie faciale*, il y a trois

points douloureux : un au niveau du milieu des sourcils, un autre un peu au-dessous de la partie inférieure de l'orbite à 2 ou 3 centimètres au-dessous de l'angle interne de l'œil, et le troisième sur la partie latérale du menton à 3 centimètres environ de la ligne médiane.

La *névralgie sciatique* intéresse le grand nerf qui, partant de la partie moyenne de la fesse en arrière, passe au milieu des muscles postérieurs de la cuisse. Sur tout son trajet, le nerf est douloureux ; la flexion de la cuisse sur le ventre est possible quand le genou est fléchi, mais non lorsqu'il est étendu.

Traitement.

1° *Préventif* : Eviter les refroidissements brusques ; les individus sujets au lumbago se trouveront bien du port de la ceinture de flanelle surtout par les temps froids et humides.

2° *Curatif* : *Antipyrine* (0 gr. 50 à 2 grammes par jour, par cachets de 0 gr. 25 a 0 gr. 50) ou *Quinine* par dose de 0 gr. 25 toutes les heures jusqu'à 1 gramme à 1 gr.50.

La névralgie intercostale cède parfois à un simple badigeonnage de teinture d'iode renouvelé, si besoin, pendant deux ou trois jours.

Employer les frictions à l'alcool camphré ou à l'essence de térébenthine. Enveloppement chaud des parties malades.

Chaque fois qu'une névralgie s'accompagne de fièvre, il faut recourir au médecin.

Migraine.

Douleurs de tête, venant par accès, loca-lisées le plus ordinairement à une moitié de la tête, et dont la terminaison fréquente est le vomissement.

On désigne communément sous ce nom tous les maux de tête un tant soit peu intenses.

Causes : La migraine vraie se rattache ordinairement aux tempéraments arthriti-que ; l'hérédité joue un rôle important. Les accès peuvent être occasionnés par le sur-menage intellectuel, des inquiétudes, des veillées.

Les maux de tête ordinaires tiennent sou-vent à la constipation. Ils font aussi partie du cortège habituel de certaines maladies : rhume de cerveau, grippe, neurasthénie, anémie.

Symptômes : La migraine vraie procède par accès. Ces accès sont plus ou moins fréquents (tous les mois, tous les quinze jours ou bien plus rapprochés). L'accès du-re en moyenne huit à douze heures, un jour au plus. Il débute par un malaise gé-néral, puis la douleur de tête, d'abord li-mitée à un point donné, s'irradie dans tout un côté de la tête, cette douleur pro-cède par lancées, peut s'interrompre quel-ques minutes pour devenir plus vive ; al-lant toujours en augmentant depuis son début. Le moindre mouvement l'exaspère et le malade a la sensation d'une masse liquide ballottée dans son crâne.

Vers la fin de la crise, la douleur se complique souvent d'un état analogue au mal de mer, avec envie de vomir et vomissements bilieux. Puis le malade s'endort et se réveille guéri, mais fatigué.

Les douleurs de tête autres occupent tout ou partie du crâne et sont moins violentes que celles de la migraine. Elles peuvent durer plus longtemps.

Traitement.

1° *Préventif :* Les migraineux héréditaires éviteront le plus possible les veillées prolongées et les fortes émotions. La régularité des selles préviendra bien des accès.

2° *Curatif :* L'accès de migraine cède le plus souvent à l'antipyrine (1 gramme au début, 1 gramme une heure après), on peut employer aussi le café, la quinine (0 gr. 50), le bromure de potassium (2 à 4 grammes). Par tâtonnement pour chaque personne on trouvera le traitement de choix dans les maux de tête ordinaires ; recourir suivant la cause aux purgatifs (15 grammes de sulfate de magnésie), aux fortifiants (quinquina) ou, en attendant, calmer la douleur par l'antipyrine.

Tout malade se plaignant de douleurs de tête et présentant concomitamment des vomissements et de la constipation doit être signalé au médecin dans la crainte d'une méningite.

Syncope.

Sensation de défaillance générale subite, avec ou sans perte de connaissance.

Causes : La trop grande chaleur, la fatigue, les excès, l'état de jeûne, la vue du sang, les émotions violentes (peur, dégoût), les plaisirs même, peuvent provoquer la syncope.

Les anémiés, les constipés habituels et les convalescents y sont prédisposés.

Se méfier chez un individu à *syncopes fréquentes,* d'une *maladie de cœur.*

Symptômes : La syncope peut se produire ou graduellement ou brusquement.

1° *Graduellement :* Le malade éprouve une sensation de défaillance : sa vue se trouble, ses oreilles tintent, sa face est pâle et couverte de sueur ; il est pris de vertige et s'affaisse, ne se rendant plus compte de ce qui se passe autour de lui. Ses pulsations et même ses mouvements respiratoires peuvent s'arrêter : c'est *l'image de la mort.* Au bout de quelques minutes, les battements du cœur reprennent, le malade respire à nouveau et recouvre peu à peu la conscience de lui-même. Restent une sensation de fatigue et un état de stupeur, lesquels se dissipent habituellement assez vite.

2° *Subitement :* La perte de connaissance est brusque, à peine précédée de pâleur de la face et de vertige.

Traitement.

1° *Préventif* : Eviter si possible chez les prédisposés les *émotions violentes*. En présence des symptômes du début de la syncope, avoir recours au traitement suivant.

2° *Curatif* : Etendre le malade ; le mettre à l'air et le dégrafer.

Lui faire sur la figure des flagellations avec un linge mouillé.

Faire respirer prudemment un peu d'éther. Donner du *café* ou un peu d'eau, avec 30 ou 40 gouttes d'*alcoolé aromatique*, 10 ou 20 gouttes d'éther.

Dans les cas graves recourir à la *respiration artificielle*, comme il sera dit dans le chapitre « Asphyxie » (1).

Congestion cérébrale.

On appelle congestion cérébrale l'ensemble des symptômes qui résultent d'une exagération brusque de l'afflux du sang au cerveau.

Causes : Les causes les plus communes sont : l'alcoolisme, l'insolation (forme congestive), le refroidissement brusque après un repas copieux et trop arrosé, le bain froid pris au cours de la digestion, les fortes émotions.

Symptômes : Il existe une forme légère et une forme grave.

1° *Forme légère* : Dans cette forme la face du malade est rouge, les artères du cou

(1) Voir p. 121.

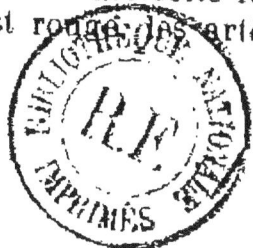

battent avec force. Il existe des douleurs de tête, des vertiges, des bourdonnements d'oreille. Le sommeil est troublé de cauchemars.

2° *Forme grave* : Le malade, après quelques douleurs de tête et quelques bourdonnements d'oreille, perd connaissance et reste plus ou moins longtemps dans l'état de coma. La mort peut alors survenir rapidement. En général, surtout sous l'influence du traitement approprié, les accidents se dissipent pour laisser après eux de la fatigue extrême, de l'engourdissement des membres ou parfois des paralysies incomplètes.

Traitement.

1° *Préventif* : Observer les règles usuelles pour l'usage des bains (attendre trois heures environ après le repas), éviter tout excès d'alcool.

2° *Curatif* : La saignée et l'emploi des sangsues ne sont guère que du ressort du médecin.

En son absence, mettre sur la tête du malade une vessie remplie de glace, ou des compresses froides renouvelées très fréquemment.

Donner un lavement purgatif (250 grammes d'eau avec 20 à 30 grammes de sulfate de magnésie ou 20 à 30 grammes d'huile de ricin).

Repos au lit dans un endroit frais. Prescrire la diète complète avec seulement quelques boissons glacées.

MALADIES

A CRISES NERVEUSES

Hystérie et épilepsie.

Nous n'insisterons pas ici sur le diagnostic différentiel de ces deux maladies, nous décrirons en quelques mots les crises par lesquelles elles se révèlent communément afin de donner les grandes lignes de la conduite à tenir en leur présence.

Nous comprendrons, faussement peut-être, mais commodément pour notre but, sous le nom d'hystérie et d'épilepsie les maladies se manifestant par des crises nerveuses. Ces crises ont comme éléments principaux : les pertes de connaissance, la chute et les mouvements désordonnés avec contracture.

Causes : L'hérédité est un grand facteur causal dans les maladies à crises : nervosisme, *alcoolisme des parents.*

Les émotions morales très vives (peur, chagrins amoureux) les excitations génésiques et l'onanisme peuvent chez les sujets nerveux amener les grandes crises.

Symptômes : Nous ne parlerons ici que des gros caractères des crises nerveuses sans différencier les crises d'hystérie des crises d'épilepsie, cette différenciation n'étant guère que du ressort des médecins.

La crise débute le plus souvent par un malaise général ; puis brusquement le malade pâlit et tombe à terre après ou sans avoir poussé un cri. Il est alors en contracture absolue avec raideur de tous les membres et congestion de la face, contracture à laquelle succède bientôt une phase de grands mouvements dans tout le corps avec quelquefois des attitudes passionnelles ; ou bien les mouvements commencent de suite sans être précédés de raideur. Le malade a parfois des paroles incohérentes.

La fin de l'attaque est marquée par le retour du malade à la connaissance. Fatigue extrême, profond sommeil.

Traitement.

1° *Préventif* : Lutte contre l'alcoolisme. Éviter de faire de grandes peurs aux enfants ; chez les sujets nerveux, éviter toutes les excitations fortes.

2° *Curatif* : En face d'un sujet en crise de nerfs, faire le vide de curieux ; l'étendre à l'air, lui flageller la face avec un linge humide et veiller à ce qu'en se débattant il ne se fasse pas de mal. Et c'est tout. Seulement il faudra signaler l'homme au médecin qui lui fera suivre un traitement, et lui prescrira une hygiène spéciale.

Ne pas oublier que certains de ces malades sont irresponsables et sujets à des pertes de mémoire.

Vertiges.

Le vertige est un trouble cérébral, résultant de la difficulté pour l'individu de conserver la notion précise de ses rapports avec le monde extérieur.

Causes : Le vertige est un symptôme de bien des maladies.

La constipation habituelle y prédispose. L'anémie, les lésions de l'estomac, de l'oreille sont avec l'alcoolisme aigu les causes principales.

Le vertige du mal de mer a sa cause tout à fait particulière, de même que le vertige dit visuel (vertige des ascensionnistes, des coureurs).

Symptômes : Le malade a la sensation qu'il va tomber, que le sol manque sous ses pas, ou qu'il tourne ; le vertige peut amener la chute.

L'occlusion des yeux atténue les vertiges visuels et augmente ceux de l'alcoolisme aigu.

Le malade dans le vertige simple a conscience de ce qui lui arrive.

Traitement.

1° *Préventif :* Une bonne hygiène en

maintenant l'estomac et l'intestin en parfait état supprime de nombreuses causes de vertiges.

2° *Curatif* : Etendre le malade et faire sur tout le corps des frictions excitantes.

Traiter la maladie dont les vertiges ne sont qu'un symptôme (constipation, maladie d'estomac, anémie, etc.) ; le vertige du mal de mer et le mal de mer lui-même résistent d'habitude à tous les traitements (cocaïne, atropine, alcalins et boissons gazeuses) : la position couchée est encore ce qui réussit le moins mal.

MALADIES

GÉNÉRALES

Embarras gastrique fébrile
et fièvre typhoïde.

Nous associons ici ces deux maladies, leurs symptômes ne différant guère que par leur degré d'intensité, au point qu'on appelle parfois l'embarras gastrique fébrile : *la typhoïdelle*. On appelle embarras gastriques fébriles les maladies caractérisées par des troubles du tube digestif (vomissements, diarrhée) avec retentissement plus ou moins intense sur l'organisme (malaise général, forte fièvre, etc.).

La fièvre typhoïde en serait le degré extrême.

Causes : Toutes les influences débilitantes : surmenage, et surtout surmenage habituel à l'acclimatement du jeune soldat, mauvaise alimentation, tristesse, prédisposent aux embarras gastriques fébriles. L'importance des *impuretés* de l'eau n'est plus à discuter. Les viandes avariées et toutes les substances irritantes pour l'intestin préparent le terrain aux infections typhiques.

Symptômes : Les symptômes cardinaux sont la fièvre et les troubles intestinaux, le plus fréquemment la diarrhée. La *fièvre* est d'ordinaire *intense* ; le pouls est rapide et les symptômes fébriles sont constants : manque d'appétit, abattement, *douleur de tête*, malaise général, quelquefois des saignements de nez.

La *diarrhée* est très commune, ordinairement *jaune melon* avec quelques coliques : le ventre est douloureux à la pression surtout dans la partie inférieure droite (fosse iliaque) ; la langue est sale, blanchâtre, quelquefois sèche et rôtie, l'haleine est mauvaise.

Traitement.

1° *Préventif* : Surtout pendant les chaleurs, période où le tube digestif est plus délicat, *éviter l'ingestion de toute eau impure* ; surveiller les puits pendant les manœuvres.

2° *Curatif* : Un purgatif léger (10 grammes de sulfate de magnésie) donné de suite, en même temps qu'on ordonne la diète et le repos, suffit parfois à amender les symptômes du début. On peut y joindre la quinine (0 gr. 50 à 1 gr. 50 par jour), par petites doses. Quand la fièvre est plus intense et ne s'amende pas au bout de deux ou trois jours, prévenir le médecin.

Il est bon d'isoler autant que possible ces

malades, la fièvre typhoïde à laquelle il faut toujours penser étant contagieuse.

Fièvres éruptives.

Nous ne parlerons pas de la *variole* qui, depuis la pratique dans l'armée des vaccinations et revaccinations obligatoires, y est devenue extrêmement rare.

Nous réunirons la *fièvre scarlatine*, la *rougeole* et les *oreillons* parce qu'à leur début, ces trois maladies se ressemblent et qu'elles donnent lieu à la même ligne de conduite à tenir en leur présence.

Ces maladies sont caractérisées par de la fièvre et une éruption (scarlatine, rougeole) ou un engorgement des glandes salivaires (oreillons).

Causes : Très répandues, ces maladies ont un agent causal inconnu. Elles procèdent par épidémie, sont très contagieuses, et leurs germes persistent d'ordinaire très longtemps dans les locaux, dans les habits, etc.

Toutes les causes de fatigue prédisposent l'organisme à se contagionner lors des épidémies.

Les *portes d'entrée* de ces maladies sont la *bouche* et le *nez*.

Symptômes : Les symptômes sont communs aux trois maladies, à quelques variantes près.

Malaise général, perte de l'appétit avec difficulté plus ou moins grande pour avaler (*angine*). Fièvre assez intense. Pendant les

premiers jours, on ne sait, à moins que ce
ne soit en cours d'épidémie, quelle est la
maladie qui va se déclarer.

Cependant, dans la *scarlatine*, l'angine
est très accusée, la langue est rouge vif.
Dans la *rougeole*, les yeux sont rouges,
pleurent et il y a concomitamment du rhume de cerveau. Dans les *oreillons*, la région de l'angle de la mâchoire est douloureuse à la pression, cette douleur est réveillée par les mouvements de mastication ;
la bouche est sèche.

Plus tard apparaîtront les éruptions (scarlatine et rougeole) et les engorgements glan-
dulaires (oreillons).

Traitement.

1° *Préventif* : L'*hygiène*, avec ses habitudes d'aération large, d'ablutions fréquentes, de soins de la bouche, diminue de beaucoup la réceptivité de l'organisme à l'égard
de ces maladies

En cas d'épidémie, il convient de surveiller plus strictement ces mêmes règles d'hygiène et de mettre l'organisme en meilleure
posture possible pour lutter contre l'invasion
de la maladie. Pour cela, *diminuer le travail et donner une nourriture plus substan-
tielle*, avec quelques *toniques* : vin aux repas et thé comme boisson.

Lorsqu'on se trouve en présence d'un foyer
de contagion (hommes d'une chambrée in-
fectée, par exemple), il convient de se souve-
nir que la contagion se fait surtout par les

premières voies des tubes digestif et respiratoire et de *tenir très propres le nez et la bouche* : lavages et gargarismes à l'eau boriquée, à la solution très étendue de permanganate ou à l'eau salée.

Isoler les hommes suspects et tenir la main à ce qu'ils suivent les mesures d'hygiène précitées.

2° *Curatif* : Dès le diagnostic porté, prévenir le médecin. En attendant, donner au malade de la quinine et le tenir au chaud.

Paludisme.

Accidents fébriles de durée et de fréquence variables auxquels sont sujets les habitants de certains pays marécageux et surtout de certaines colonies.

Causes : L'agent causal est un parasite du sang (hématozoaire), découvert en 1880 par Laveran.

La transmission à l'homme de ce parasite se fait par l'intermédiaire d'un moustique qui vit dans les endroits marécageux et chauds (anopheles).

Symptômes : Les accès de fièvre paludéenne sont plus ou moins éloignés et portent alors des noms particuliers (type quotidien, type tierce, type quarte).

Tous ces accès présentent trois phases caractéristiques : *frissons, chaleur, sueur.*

Le frisson est ordinairement violent, les malades claquent des dents et souffrent beaucoup ; au bout d'une demi-heure surviennent des bouffées de chaleur, puis la sensation de chaleur devient dominante. Après un temps variable, des sueurs abondantes apparaissent qui amènent chez le malade une sensation de bien-être toute particulière.

Traitement.

1° *Préventif :* Fuir les lieux fréquentés par les moustiques. Lorsqu'on est forcément soumis à leur voisinage, adopter l'usage des moustiquaires.

Les troupes en colonne se trouveront bien de l'usage de la *quinine à titre préventif.* On peut donner 0 gr. 50 tous les jours ou 1 gramme tous les deux ou trois jours.

Éviter de sortir dans les pays palustres après le coucher du soleil, heure où les moustiques deviennent particulièrement agressifs.

2° *Curatif :* La quinine est le meilleur médicament. On donne 0 gr. 80 à 1 gramme les trois ou quatre premiers jours, interrompre trois ou quatre jours, reprendre la quinine trois ou quatre jours, etc.

Dans les formes graves, appeler si possible le médecin.

Grippe.

Maladie générale infectieuse à symptômes bien définis, à séparer complètement des coryza, angine et bronchite simple avec lesquels on la confond communément.

Causes : Le germe causal étant très répandu, les causes secondaires ont ici une grande influence.

Les variations brusques de température sont favorables à son éclosion. Une fois implantée en un lieu, la grippe se répand très vite, d'autant plus que les communications sont plus rapides.

Symptômes : Dès le début, les phénomènes nerveux sont très intenses. Le malade se plaint surtout d'un abattement physique et moral absolu. Tout lui fait mal et il n'a courage à faire aucun travail. Ce malaise est à début brusque et s'accompagne souvent d'un grand frisson. Les douleurs sont plus vives autour des yeux et dans les reins.

Souvent, la fièvre est d'emblée élevée (39°, 40°). La face est rouge, les yeux pleurent.

Plus tard peuvent survenir des complications : bronchite, pneumonie.

Traitement.

Traitement : La *quinine* est le médicament de choix. Donner 10 centigrammes toutes les heures Y associer *l'antipyrine* lorsque les maux de tête sont violents.

Comme tonique, donner du *thé* légèrement alcoolisé ou non et pratiquer des frictions générales à l'alcool.

Empêcher autant que possible les complications pulmonaires : *gargarismes fréquents*, teinture d'iode en application sur le thorax au moindre signe de rhume.

Rhumatisme.

Nous avons en vue ici le rhumatisme *arti-*

culaire aigu, c'est-à-dire cette maladie générale fébrile qui se localise ordinairement dans les articulations.

Causes : Le rhumatisme est souvent héréditaire. Les causes secondaires ne déterminent guère l'apparition de crises rhumatismales que chez les sujets prédisposés.

Les causes secondaires sont les refroidissements, l'action prolongée de l'humidité (habitations humides). les angines.

Symptômes : La fièvre, dans les cas aigus, s'établit d'emblée assez violente, sans être d'ordinaire soulignée par des frissons ; presque aussitôt apparaissent les douleurs articulaires.

Les grandes articulations sont prises d'abord : genou. cou-de-pied, épaule, coude. poignet.

La douleur rhumatismale est très vive : le moindre mouvement l'exaspère et le malade crie dès qu'on frôle son lit. La nuit semble aggraver les symptômes douloureux.

Les articulations prises sont souvent enflées.

Concomitamment, il existe souvent des angines. L'état général s'affaiblit rapidement : la peau devient très pâle traduisant l'anémie intense que produit cette maladie.

Lorsqu'une seule articulation est prise, se méfier de la complication articulaire de la blennorrhagie et rechercher cette maladie.

Traitement.

1° *Préventif :* Chez les *prédisposés* hérédi-

taires, surveiller tout particulièrement l'hygiène de la peau et du tube digestif Se garder des refroidissements et de l'humidité.
Lorsqu'on s'y est accidentellement exposé,
réagir par une bonne friction sèche ou à l'alcool.

2° *Curatif* : Le soulagement de la douleur est la première indication. On la remplit en prescrivant le *repos* au lit, l'*immobilité*, l'*enveloppement* des jointures malades avec de la ouate, un petit purgatif et la
diète lactée.

Comme médicament, le salicylate de soude
(2 à 4 grammes par jour, par petites doses
espacées) est le seul médicament donnant
des résultats à peu près sûrs. En son absence, donner de l'antipyrine, 2 à 3 grammes
par petites doses.

Faute de mieux, on pourrait essayer les
frictions douces sur les articulations avec
l'huile de pétrole.

ALCOOLISME

L'alcoolisme est l'ensemble des méfaits produits dans l'organisme par *l'usage continu* ou *l'abus* de l'alcool.

Causes : L'alcool est un excitant général diffusible, irritant pour le tube digestif et pour tous les organes qu'il imbibe.

Son emploi au moment des repas en solution étendue (vin, bière, cidre) et en quantité raisonnable (1 litre à 1 litre 1/2 par jour) n'a aucune action néfaste sur un organisme sain.

L'usage habituel du petit verre d'eau-de-vie immédiatement après le repas, chez un sujet qui mange bien et *qui ne prend pas la quantité de vin indiquée plus haut* peut encore être admis.

Mais l'ingestion habituelle de quantités plus considérables d'alcool est *fatalement néfaste* pour le sujet ou pour sa descendance.

L'alcool est *particulièrement dangereux lorsqu'il est pris à jeun.*

Les *liqueurs à essence*, genre *absinthe*, sont *éminemment dangereuses* parce qu'elles contiennent des substances épileptisantes funestes pour le système nerveux.

L'organisme de la femme, celui de l'enfant surtout, sont très susceptibles à l'égard de l'alcool.

1° *Alcoolisme aigu :* Période d'excitation ou d'*ivresse*, bien connue : exagération des sentiments actuels, troubles de la vue, vertiges, pâleurs et sueurs froides. Les vomissements sont à cette période un grand bien en arrêtant l'intoxication. L'excitation des boissons à essence, comme l'absinthe, peut aller jusqu'aux idées de crime et aux attaques épileptiques.

Le diagnostic se fait souvent par l'haleine particulière des malades.

2° *Alcoolisme chronique. — Tube digestif :* Symptômes d'irritation avec état congestif plus ou moins intense, pouvant aller jusqu'à des érosions et des ulcères (œsophage, estomac, intestin). La lésion la plus fréquente est la gastrite alcoolique : douleur, pituite matinale, manque d'appétit. C'est souvent ce manque d'appétit occasionné par l'abus de l'alcool qui pousse le malade à prendre des apéritifs, autre forme de l'alcool. L'intestin réagit au passage habituel de l'alcool par des intermittences de diarrhée et de constipation. Le foie dont une des fonctions est d'arrêter les poisons introduits dans l'organisme est débordé par le passage trop fréquent de liqui-

des alcooliques: d'où la fréquence des hydro-
pisies et des maladies de foie.

Appareil pulmonaire : L'alcool s'élimine
en partie par le poumon (haleine des bu-
veurs) ; son passage constant affaiblit la vitalité de la muqueuse pulmonaire.

Dès lors, la tuberculose trouve un terrain
tout préparé. Sur 2.192 cas de tuberculose,
le professeur Lancereaux trouvait comme
cause l'alcoolisme 1.229 fois.

Le *cerveau* est avec le foie l'organe préféré
de l'alcool : plus de 30 p. 100 des aliénés sont
des alcooliques et tous les jours le journal
enregistre des cas de folie alcoolique avec
crimes à l'appui. Enfin l'organisme imprégné par l'alcool arrive à un état très net de
moindre résistance. Les alcooliques sont en-
levés les premiers dans les épidémies et le
pourcentage de mortalité d'une maladie
quelconque (pneumonie, fièvre typhoïde) est
deux fois plus élevé chez les alcooliques que
chez les gens sobres.

L'alcoolisme se retrouve dans plus des
trois quarts des cas chez les ascendants des
*enfants à crises nerveuses, malingres, scro-
fuleux ou idiots.*

Traitement.

1° *Préventif :* Éviter l'usage habituel de
l'alcool. La bouteille d'eau-de-vie ne devrait
faire sur la table que des apparitions *excep-
tionnelles.*

A part le moment des repas — et encore
dans les conditions de modération et de ra-
reté déjà énoncées, l'alcool doit être considéré comme un *médicament.*

2° *Curatif :* En cas d'*ivresse,* faire coucher le malade, le faire vomir, lui donner 15 à 20 gouttes d'ammoniaque dans de l'eau tiède.

Dans les cas plus graves, flageller le visage du malade et lui faire des frictions sèches sur le corps.

S'il respire mal, avoir recours à la respiration artificielle (voir chapitre Asphyxie). Lorsque la face est très congestionnée, mettre de la glace sur la tête.

L'alcoolisme chronique demande un régime sévère et exige l'examen d'un médecin.

Dans aucun cas, l'état d'ivresse n'excuse les fautes ou crimes commis sous son influence, comme on a trop de tendance à le juger ; et loin de prêcher l'irresponsabilité dans ce cas, nous croyons à une culpabilité double.

INTOXICATIONS ALIMENTAIRES

1° Empoisonnement par les viandes avariées.

Causes : Les viandes fraîches, à part certaines viandes fiévreuses et les viandes parasitaires, sont rarement dangereuses.

Nous avons, dans l'armée surtout, à incriminer davantage les viandes de conserve. Celles-ci sont dangereuses, soit par suite de fermentations produites dans des boîtes mal stérilisées, soit par suite de la mise en boîte de viande fraîche mauvaise.

Symptômes : Presque toujours les intoxications alimentaires arrivent comme des épidémies.

Nous distinguerons une *forme légère* et une *forme grave*.

1° *Forme légère* : Les accidents surviennent soit précocement, deux ou trois heures après le repas ; soit tardivement, dix-huit ou vingt-quatre heures après. Il y a, dès les débuts, de violentes coliques avec envie de vomir et vomissements, de la diarrhée très fétide.

Cet état peut durer de deux à trois jours, plus ou moins inquiétant, s'accompagnant assez souvent d'éruptions diverses, comme de l'urticaire, par exemple. La diarrhée est fréquemment remplacée par de la constipation.

2° *Forme grave :* Les vomissements sont d'emblée abondants et répétés. L'état général est mauvais : malaise, anxiété respiratoire, diminution de l'urine, le ventre est tendu, douloureux, les selles sont sanguinolentes et les coliques sont violentes. Il peut y avoir refroidissement des extrémités qui deviennent violettes.

Si la mort ne survient pas, la convalescence est toujours très longue.

Traitement.

1° *Préventif :* Surveillance de la viande fraîche. Rejeter toute boîte de conserve de conservation douteuse.

2° *Curatif :* Il faut en présence d'un malade empoisonné, *assurer l'évacuation du poison* et *soutenir les forces du malade.*

Pour cela, respecter les vomissements du malade lorsqu'ils ne sont pas par trop exténuants.

Les aider au besoin par des moyens simples(boissons tièdes,titillations de la luette).

Donner un purgatif (20 grammes de sulfate de soude ou un gramme de calomel) auquel on joindra avec avantage un lavement (eau bouillie simple).

Comme toniques, donner du *thé* alcoolisé ou non, du quinquina. Dans les cas graves, employer les injections d'éther ou d'huile camphrée. Laisser le malade à la *diète lactée*.

2° Empoisonnement par les champignons

Les champignons incriminés sont le plus souvent des *amanites*, rappelant le vulgaire champignon de couche, ou les champignons comestibles putréfiés.

Ils mésagissent tous par un *alcaloïde* nommé *muscarine* qui est un poison d'une extrême violence.

Symptômes : Les symptômes d'empoisonnement apparaissent d'une heure à dix heures après l'ingestion. Ce sont des *coliques* violentes avec *vomissements* et *diarrhée*. Il existe concurremment des phénomènes *d'excitation cérébrale* : agitation, vertige, mal de tête intense, convulsions. Puis survient une phase de dépression avec stupeur, faiblesse du pouls, refroidissement des extrémités.

Traitement.

1° *Préventif* : A moins de connaissances particulières et très sûres de botanique, il vaut mieux ne laisser manger aux hommes

que les *cèpes* ; encore écartera-t-on soigneusement ceux qui sont trop avancés.

2° *Curatif* : Faire vomir : titillations de la
luette; eau chaude, 0 gr. 50 d'ipéca ou 0 gr.05
d'émétique. L'antidote de la muscarine est
l'*atropine* qu'on peut donner soit sous forme
d'injection hypodermique d'un milligramme
de sulfate d'atropine, soit sous forme de
teinture de belladone, 20 gouttes dans de
l'eau.

En attendant, *donner un purgatif* (huile
de ricin, 30 grammes, ou sulfate de magnésie).

Tenir les extrémités chaudes, mettre des
cataplasmes sur le ventre, stimuler le malade avec du café, de l'eau-de-vie, des frictions sur tout le corps,une injection d'éther.

ASPHYXIE

Dans tous les cas d'asphyxie (immersion, pendaison, électrocution, etc.), il convient de recourir aux mêmes moyens : soins généraux et respiration artificielle. Nous nous en tiendrons aux manœuvres les plus simples et les plus efficaces.

1° *Soins généraux :* Placer le malade a l'air, le dépouiller de ses vêtements jusqu'à la ceinture, écarter de force les mâchoires, qu'on maintient écartées au moyen d'un morceau de bois glissé entre les molaires. Nettoyer la bouche, saisir la langue avec un linge et la maintenir hors de la bouche.

Pour un *noyé,* il convient d'*évacuer préalablement le contenu aqueux de l'estomac* et des poumons. Mettre en contre-bas la tête du malade couché sur le ventre et faire, en enserrant le bas du thorax à la hauteur de la région stomacale de ses deux mains, une série de pressions énergiques et rythmées.

Respiration artificielle.

Le précepte essentiel est de *continuer la respiration artificielle avec la plus grande persévérance.* Il ne faut pas craindre de l'exécuter pendant une demi-heure et plus : le succès est souvent à ce prix.

Nous ne parlerons que du procédé le plus simple, celui des tractions rythmées de la langue (dit *procédé de Laborde*).

Procédé de Laborde : Les mâchoires étant écartées et maintenues telles, on saisit solidement le corps de la langue entre le pouce et l'index ou avec une pince et on exerce sur elle quinze à vingt fois par minute de *fortes* tractions successives, rythmées, suivies de relâchements, en imitant les mouvements réguliers de la respiration. *Il faut sentir que l'on tire bien sur la racine de la langue.*

Lorsqu'on commence à sentir une certaine résistance, c'est que la fonction respiratoire se rétablit.

SURMENAGE

Le surmenage n'est qu'un degré élevé de l'état de fatigue.

Causes : Tout travail intensif chez les hommes non entraînés conduit au surmenage dès qu'il se prolonge un peu. Même résultat lorsque le travail est disproportionné aux ressources physiques de l'individu (ressources acquises de par sa constitution et entretenues, diminuées ou augmentées par sa nourriture).

Symptômes : En pratique, on peut dire que le surmenage commence *lorsque, l'état de fatigue persistant, l'appétit et le sommeil diminuent.*

Dès le début existe une sensation de lassitude générale que ne calme pas le repos normal. Ce repos d'ailleurs est le plus souvent très relatif et entrecoupé de cauchemars. Le surmené a les traits tirés, les yeux excavés, le faciès pâle ; il est sujet aux vertiges et aux syncopes.

L'appétit réactionnel du travail modéré manque. La fatigue morale s'ajoute à la fatigue physique et le surmené arrive à un état de prostration et de découragement absolus.

L'homme surmené est un terrain de choix pour tous les germes morbides. Il est éminemment prédisposé à toutes les infections (fièvre typhoïde, dysenterie, choléra, etc.).

Traitement.

1° *Préventif* : N'aborder les travaux longs et pénibles qu'avec des hommes entraînés. On augmentera et on bonifiera leur nourriture.

On tiendra la main à ce qu'ils observent strictement les principes généraux d'hygiène.

2° *Curatif* : Dès qu'il y a surmenage, il faut le *repos*. C'est le grand et essentiel médicament. On l'aidera de toniques et de stimulants : vin aux repas, thé, douches, frictions excitantes sur le corps.

Le retour à l'état normal sera d'autant plus tardif que l'on aura plus longtemps laissé persister l'état de surmenage.

Ne pas oublier que tout médicament sera inutile sans le repos.

INSOLATION

Nous comprendrons sous ce nom l'ensemble des accidents occasionnés par la haute température de l'air ambiant, accidents qui ont reçu les noms divers de *coup de chaleur, insolation, coup d'échauffement*, etc.

Nous distinguerons pratiquement une *forme légère* et une *forme grave*.

Causes : La chaleur est évidemment la cause essentielle, tant sous forme des rayons directs du soleil que sous forme d'accumulation de calorique dans l'organisme par suite du travail fourni ou de la haute température du milieu.

Dans le métier militaire, il faut tenir compte, comme causes adjuvantes, du *poids* de vêtements trop ajustés et des armes, de *l'immobilité* (revues), de l'ingestion précipitée de boissons froides, surtout l'eau de qualité suspecte rencontrée aux manœuvres ; de la marche en ordre et rapprochés, des *excès alcooliques* avant ou pendant les marches, du manque d'entrainement.

Symptômes.—Forme légère : Au début, malaise général avec anxiété respiratoire, vue trouble, quelques vertiges. Le malade a la face blême, couverte de sueur, les levres violettes ; à ce moment, s'il n'est pas soigné, il tombe en syncope, pour ne se réveiller qu'après un temps plus ou moins long, dans un état de lassitude extrême.

Forme grave : Ce sont les mêmes symptômes de début, mais évoluant plus rapidement. La face au lieu d'être pâle est souvent congestionnée. La syncope survient quelquefois presque d'emblée. Les sueurs sont ou très abondantes ou nulles : ces derniers cas sont souvent mortels.

Il peut survenir des convulsions.

Traitement.

1° *Préventif :* Le traitement préventif ressort de l'étude des causes secondaires qui rendent plus néfaste l'effet de la chaleur.

Entraînement préalable ; *habitudes de sobriété* surtout à l'égard des boissons alcooliques : il conviendra, pendant les marches en chaleur de faire desserrer les rangs, de permettre aux hommes d'ouvrir leur uniforme, d'enlever en particulier tout ce qui fait constriction autour du cou et du thorax.

Ne pas empêcher les soldats de boire mais leur assurer le moyen de se désaltérer avec de l'eau fraîche et pure, en leur recommandant de se mouiller d'abord les mains et le front.

Ne pas reprendre la marche trop tôt après le principal repas.

Les haltes se feront à l'ombre, mais tout au plus assis, jamais couché et surtout couché sur le ventre. Aux haltes au soleil est préférable la marche lente.

2° *Curatif* : Dans la *forme légère* prise au début, dégrafer le malade, lui flageller la figure avec un linge mouillé, frictions énergiques sur le corps ; lui faire prendre soit du café ou du thé, soit 20 à 30 gouttes d'éther dans un peu d'eau, soit la valeur d'une petite cuillerée à café d'alcool aromatique, d'eau des Carmes, etc.

Dans les *formes plus graves*, s'adresser d'abord à la syncope. Faire des frictions énergiques sur tout le corps (linge rude imbibé ou non d'alcool). Au besoin, tractions rythmées de la langue (voir Asphyxie).

Lorsque les sueurs sont supprimées et que la face est congestionnée, appliquer des vésicatoires ou un révulsif quelconque à la nuque ou aux jambes, et faire appeler le médecin.

Coup de chaleur et érythème solaire

Souvent après les premières expositions au soleil ; les parties du corps à découvert et particulièrement la face, sont le siège d'une inflammation particulière, appelée coup de chaleur. Cette irritation de la peau ou érythème cède rapidement au vaselinage des parties atteintes.

ACCIDENTS

PRODUITS PAR LE FROID

Nous distinguerons les accidents locaux ou *congélations* et les *accidents généraux*.

Causes : Le froid humide est particulièrement dangereux (marche dans la neige) ; les hommes dont la nourriture est insuffisante sont les premières victimes.

Symptômes : 1° *Accidents locaux* : Les congélations atteignent surtout les extrémités. Elles ont des degrés de gravité variables, comprenant une gradation tout à fait comparable à celle des brûlures, depuis l'engelure jusqu'à la gangrène. Ces accidents ont comme premiers signes les fourmillements dans les parties atteintes et leur pâleur. Voir plus haut : *Froidures*, page 50.

2° *Accidents généraux* : Ce sont les symptômes des congestions internes occasionnées par le reflux du sang chassé par le froid de la périphérie : oppression thoracique, affaiblissement général, vertige, engourdissement, tendance invincible au sommeil. Le degré de froid mortel est variable avec les individus.

Traitement.

1° *Préventif* : Nécessité des vêtements amples et chauds quand on s'expose au froid. Pendant le froid rigoureux, il importe d'améliorer autant que possible la nourriture des hommes, mais, sans interdire absolument l'alcool, il faut qu'ils n'en usent qu'à doses très modérées (un petit verre au plus à chaque repas) et jamais à jeun. Ils se trouveront bien de l'usage des boissons excitantes (thé, café).

2° *Curatif* : Les congélations seront traitées par des frictions de neige ou un bain d'eau glacée. Eviter surtout l'application immédiate de la chaleur qui équivaudrait à la perte du membre.

De même, pour les accidents généraux, il convient de donner à l'intérieur des stimulants et de faire la réaction externe par des frictions froides.

Dans les colonnes, empêcher les hommes tombés de froid de s'arrêter et de se laisser vaincre par le sommeil.

CARACTÈRES
D'UNE EAU POTABLE

Nous ne donnerons ici que les caractères *faciles à constater* spéciaux à l'eau potable.

L'eau bonne est *limpide*, elle n'a *ni odeur ni saveur* ; elle doit être fraîche ; elle a sa faune et sa flore particulières : les petits poissons, le cresson et la véronique. C'est l'eau des sources, des petits ruisseaux, de certains puits.

Sont *suspectes*, les eaux à nénuphars, à lentilles d'eau, ne faisant vivre que les anguilles, les carpes : eau des étangs, des rivières.

Tenir pour suspecte également l'eau des puits qui sont à proximité des étables ou des fosses à purin.

Rejeter les eaux troubles, odorantes, blanc laiteux ou bleu foncé : eaux industrielles, eaux des mares, des ruisseaux desservant des usines.

Lorsqu'on ne trouve pas dans la localité d'eau franchement bonne, ne permettre l'usage de l'eau qu'après ébullition. On pourra, pour éviter le goût de l'eau cuite, l'aromatiser avec un peu de thé.

Faute de mieux, on peut employer le procédé de filtration improvisée suivant. Percer de nombreux trous dans le fond d'une barrique ; l'autre fond est enlevé. Remplir à moitié cette barrique de couches superposées de sable et de poussière de charbon de bois ou de sable seul.

Enfoncer doucement la barrique ainsi préparée dans l'eau suspecte (rivière, par exemple) ; l'eau filtrera à travers les couches de sable et s'y dépouillera de la plus grande partie de ses impuretés.

On peut également employer le *permanganate de potasse* : 3 à 10 centigrammes par litre d'eau. Laisser une demi-heure en contact et filtrer sur du charbon. C'est un très bon procédé quant aux résultats.

MÉDICAMENTS

A EMPORTER

Nous conseillons d'emporter les médicaments suivants :

Quinine : En paquets ou cachets de 0 gr.25.

Antipyrine : En paquets de 0 gr. 50.

Opium : Soit sous forme d'élixir parégorique à prendre depuis une cinquantaine de gouttes jusqu'à la valeur d'une cuiller à café ; soit sous forme de pilules d'extrait d'opium de 0 gr. 025. A prendre 1 à 2 par jour.

Sulfate de soude : Par paquets de 10 grammes.

Bismuth : En paquets de 1 gramme.

Ether : Flacons de 30 à 50 grammes hermétiquement bouchés (bouchons graissés).

Joindre un thermomètre, de préférence à maxima.

N. B. — Pour prendre la température, mettre la cuvette à mercure du thermomètre dans le creux de l'aisselle préalablement essuyé. Le malade doit tenir le thermomètre serré entre le thorax et le bras sans interposition de chemise. Laisser en place pendant dix à quinze minutes et noter la température. Si le thermomètre n'est pas à maxima, ne pas le sortir de l'aisselle pour regarder la température.

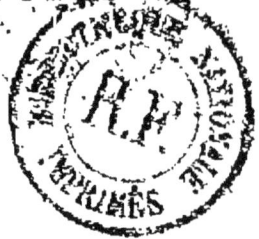

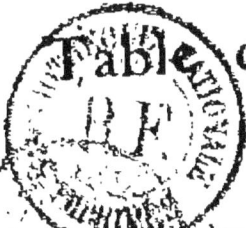

Table des Matières

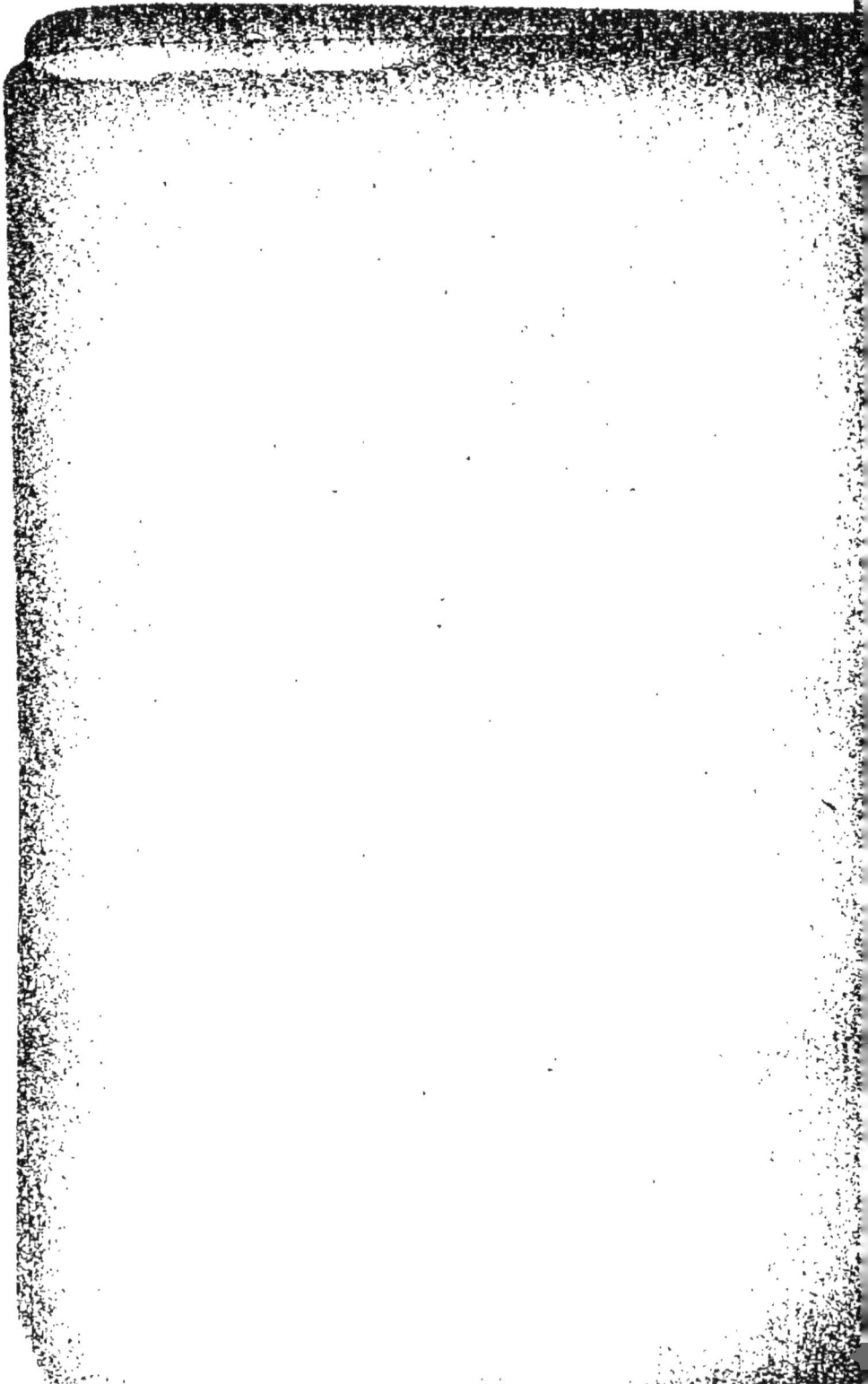

Table Alphabétique

A

B

C

D

E

S

T

BIBLIOTHÈQUE NATIONALE

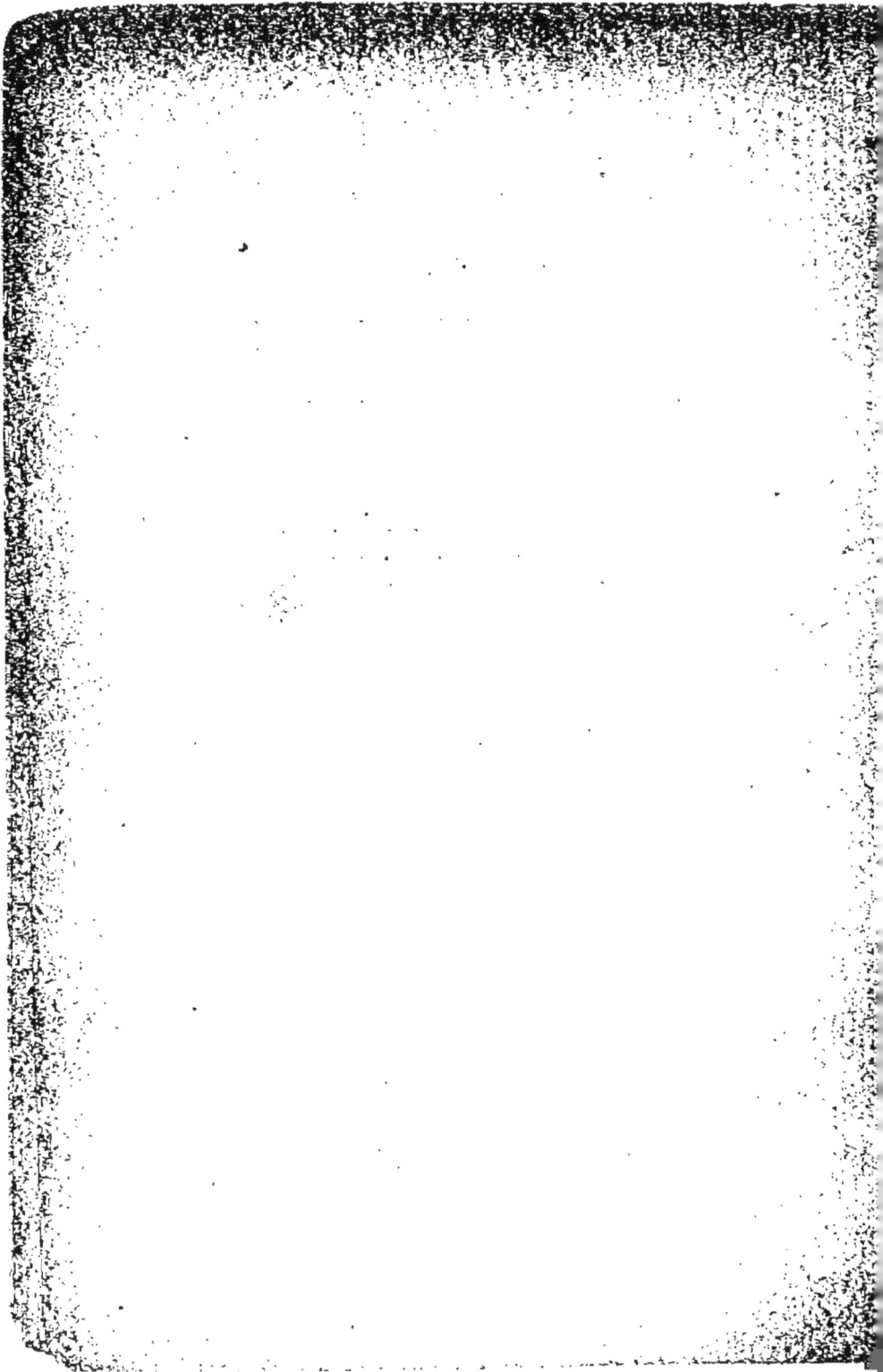

LYON

IMPRIMERIE A. STORCK et Cie

8, rue de la Méditerranée.